医学专家聊健康热点（复旦大健康科普）丛书

国家出版基金项目
NATIONAL PUBLICATION FOUNDATION

总策划 复旦大学医学科普研究所

总主编 樊 嘉 院士 董 健 所长

妇产科专家

聊健康热点

华克勤 臧荣余
（主 编）

U0195647

上海科学技术文献出版社
Shanghai Scientific and Technological Literature Press

图书在版编目（CIP）数据

妇产科专家聊健康热点 / 华克勤，臧荣余主编 . —上海：上海科学技术文献出版社，2024

（医学专家聊健康热点 . 复旦大健康科普丛书 / 樊嘉，董健主编）

ISBN 978-7-5439-9052-4

Ⅰ . ①妇… Ⅱ . ①华…②臧… Ⅲ . ①妇产科病—防治 Ⅳ . ①R71

中国国家版本馆 CIP 数据核字（2024）第 075581 号

书稿统筹：张 树
责任编辑：王 珺
封面设计：留白文化

妇产科专家聊健康热点
FUCHANKE ZHUANJIA LIAO JIANKANG REDIAN
华克勤 臧荣余 主编

出版发行：上海科学技术文献出版社
地 址：上海市淮海中路 1329 号 4 楼
邮政编码：200031
经 销：全国新华书店
印 刷：商务印书馆上海印刷有限公司
开 本：720mm×1000mm 1/16
印 张：23.25
字 数：291 000
版 次：2024 年 7 月第 1 版 2024 年 7 月第 1 次印刷
书 号：ISBN 978-7-5439-9052-4
定 价：95.00 元

http://www.sstlp.com

丛书编委员

总主编：樊　嘉（中国科学院院士、复旦大学附属中山医院
　　　　院长）

　　　　董　健（复旦大学医学科普研究所所长、复旦大学附
　　　　属中山医院骨科主任）

编委会委员（按照姓氏笔画排序）：

丁　红	丁小强	马晓生	王　艺	王小钦	王达辉	王春生
亓发芝	毛　颖	仓　静	任芸芸	华克勤	刘天舒	刘景芳
江孙芳	孙建琴	孙益红	李　娟	李小英	李益明	杨　震
吴　炅	吴　毅	余优成	汪　昕	沈锡中	宋元林	张　颖
陈　华	陈海泉	林　红	季建林	周　俭	周平红	周行涛
郑拥军	项蕾红	施国伟	姜　红	洪　维	顾建英	钱菊英
徐　虹	徐辉雄	高　键	郭剑明	阎作勤	梁晓华	程蕾蕾
虞　莹	臧荣余	漆祎鸣	谭黎杰			

本书编委会

主　编：华克勤　臧荣余

副主编：沈　艳　廖博懿　王　珏

编　者（按照姓氏笔画排序）：

丁　岩	马菱蔚	马　婕	王文君	王　昊	王诚洁	王晓娟
王　倩	王　凌	王　琳	王　超	王　博	木良善	车　祺
方　芳	石　月	叶　丹	叶　瑶	史庭燕	丛　青	宁程程
吕巧英	朱　好	任庭婷	华克勤	刘颂平	刘海燕	刘　敏
刘惜时	齐嫣婷	江　榕	孙　毅	苏椿淋	李　丽	李妙然
李玫蓉	李　昕	李　敏	李　晶	李　勤	李　静	李燕云
杨宇琦	杨婷婷	肖凤仪	肖喜荣	余　敏	邹世恩	沈　方
沈　纬	沈　婕	张　叶	张　宁	张庆英	张　英	张佳荣
张晓璐	陈　丽	陈丽梅	陈秀英	陈佳儇	陈晓军	陈　曦
邵书铱	罗雪珍	周晓清	周霁子	郑颖馨	郑韵熹	单伟伟
赵宇清	赵　灵	胡　蓉	钟　颖	姜歆宇	贺木兰	贺立颖
袁　蕾	夏　贤	夏和霞	顾佳士	顾　彧	钱金凤	徐申超
徐常恩	高蜀君	郭　方	唐芷菁	黄云柯	梁辉声	隋　龙
彭　颖	蒋　莉	程　琰	程　娇	傅　储	蔡琼艺	臧荣余
熊　钰						

总序

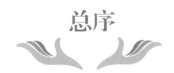

　　上海医学院创建于 1927 年，是中国人创办的第一所"国立"大学医学院，颜福庆出任首任院长。颜福庆院长是著名的公共卫生专家，还是中华医学会的创始人之一，他在《中华医学会宣言书》中指出，医学会的宗旨之一，就是"普及医学卫生"。上海医学院为中国医务界培养了一大批栋梁之材，1952 年更名为上海第一医学院。1956 年，国家评定了首批，也是唯一一批一级教授，上海第一医学院入选了 16 人，仅次于北京大学，在全国医学院校中也是绝无仅有。1985 年医学院更名为上海医科大学。2000 年，复旦大学与上海医科大学合并组建成复旦大学上海医学院。历史的变迁，没有阻断"上医"人"普及医学卫生"的理念和精神，各家附属医院身体力行，努力打造健康科普文化，形成了很多各具特色的科普品牌。

　　随着社会的发展，生活方式的改变，传统的医疗模式也逐渐向"防、治、养"模式转变。2016 年，习近平主席在全国卫生与健康大会上强调"要倡导健康文明的生活方式，树立大卫生、大健康的观念，把以治病为中心转变为以人民健康为中心"。自此，大健康的概念在中国普及。所谓"大健康"，就是围绕人的衣食住行、生老病死，对生命实施全程、全面、全要素的呵护，是既追求个体生理、身体健康，也追求心理、精神等各方面健康的过程。"大健康"比

"健康"的范畴更加广泛，更加强调全局性和全周期性，需要大众与医学工作者一起参与到自身的健康管理中来。党的二十大报告提出"加强国家科普能力建设"，推进"健康中国"建设，"把人民健康放在优先发展的战略地位"，而"健康中国"建设离不开全民健康素养的提升。《人民日报》发文指出，医生应把健康教育与治病救人摆在同样重要的位置。健康科普的必要性不言而喻，新时期的医生应该是"一岗双责"，一边做医疗业务，同时也要做健康教育，将正确的防病治病理念和健康教育传播给社会公众。

为此，2018年12月26日，国内首个医学科普研究所——复旦大学医学科普研究所在复旦大学附属中山医院成立。该研究所由国家科技进步二等奖获得者董健教授任所长，联合复旦大学各附属医院、基础医学院、公共卫生学院、新闻学院等搭建了我国医学科普的专业研究平台，整合医学、传媒等各界智慧与资源，进行医学科普创作、学术研究，并进行医学科普学术咨询和提交政策建议、制定相关行业规范，及时发布权威医学信息，打假网络医学健康"毒鸡汤"，改变网络上的医疗和健康信息鱼龙混杂让老百姓无所适从的状况，切实满足人民群众对医学健康知识的需求，这无疑是对"上医精神"的良好传承。

为了贯彻执行"大健康"理念和建设"健康中国"，由复旦大学医学科普研究所牵头发起，组织复旦大学上海医学院各大附属医院的专家按身体系统和"大专科"的分类编写了这套"医学专家聊健康热点（复旦大健康科普）丛书"，打破了以往按某一专科为核心的科普书籍编写模式。比如，将神经、心脏、胃肠消化、呼吸系统的科普内容整合，不再细分内外科，还增加了肿瘤防治、皮肤美容等时下大众关注的热门健康知识。本丛书共有18本分册，基本涵盖了衣食住行、生老病死等全生命周期健康科普知识，也关注心理和精神等方面的健康。每个分册的主编均为复旦大学各附属医院著名教授，都是各专业的领军人物，从而保证了内容的权威性和科学性。

丛书中每个小标题即是一个大众关心的医学话题或者小知识，这些内容精选于近年来在复旦大学医学科普研究所、各附属医院自媒体平台上发表的推文，标题和内容都经过反复斟酌讨论，力求简单易懂，兼具科学性和趣味性，希望能向大众传达全面、准确的健康科普知识，提高大众科学素养和健康水平，助力"健康中国"行动。

樊嘉

中国科学院院士
复旦大学附属中山医院院长

董健

复旦大学医学科普研究所所长
复旦大学附属中山医院骨科主任

前言

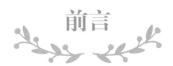

　　从呱呱坠地到垂垂老矣，每名女性的一生都会面临一系列生理甚者病理的变化，贯穿整个生命周期。女性一旦身体抱恙，轻者干扰日常生活，重则影响婚姻稳定、家庭和谐。女性群体的健康，甚至关涉出生人口素质、关系到整个社会的稳定与繁荣。

　　随着互联网技术的发展，现代医学的进步、经济社会的发展，女性朋友们对自己健康的关注度也达到了前所未有的高度，与之同步提升的是对健康科普知识的渴求。

　　然而现实却不容乐观。陈旧观念的束缚、对"私密"的避讳，往往会使得女性羞于表达、耻于就医，人为地错过最佳治疗期。随着自媒体的发展，同步"野蛮生长"的还有充斥着各类新媒体平台、打着医疗科普的幌子、"精准"营销产品的伪科普，他们深谙宣传"套路"，拿捏流量密码，让受众在不知不觉中一步步走入"陷阱"。

　　因此，女性健康科普的破冰之旅异常艰难。

　　让人倍感欣喜的是，女性健康科普在广大妇产科同仁的努力下，正一步步填补科普缺位，各大正规医疗机构、权威专家都在努力通过最直接、最便捷，也是最"经济"的方式，让良好的健康理念突破时空局限，直达人群。让科学跑赢谣言，真专家击碎伪科普，还网络清朗蓝天。

本书联合复旦大学附属知名妇产科医疗机构，邀请妇产科领域有一定享誉度并拥有多年写作经验的专家，在遵循权威性、科学性、实用性以及趣味性相统一原则下，共同为大家带来了这本女性专属科普书。内容上从妇科疾病常识入手，不仅涉及妇科常见病、多发病，同时针对女性特殊时期，如孕产期、更年期、青春期等，进行了针对性的科普指导，撰写方式突破了教科书式的呆板与晦涩，话题更接地气，让健康知识在润物无声中改变女性朋友的"知""信""行"。

衷心感谢复旦大学医学科普研究所的精心策划及本书所有编者、作者的辛勤付出。

作为一名致力于守护女性健康的医务工作者，我始终认为，做好女性健康科普，需要的不仅是一份情怀，更需要一种与职业息息相关的使命感和责任——这不仅是一次涉及民生的使命，更是一场不忘初心的医者洗礼，需要久久为功的坚持。

希望本书能为广大女性朋友带去可以信赖的科普知识，愿大家都能以健康身姿，享岁月静好；以欢喜之心，度三餐日常。

华克勤

复旦大学附属妇产科医院妇瘤科学科带头人

科技部重点专项首席科学家

中华医学会妇产科分会常委，主任医师，二级教授，博导

臧荣余

复旦大学附属中山医院妇科肿瘤科主任

复旦大学卵巢癌研究所所长

中华医学会妇科肿瘤学专科分会常委，主任医师，教授，博导

2024 年 5 月

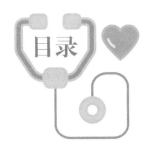

目录

产科热点问题

No. 1656813

处方笺

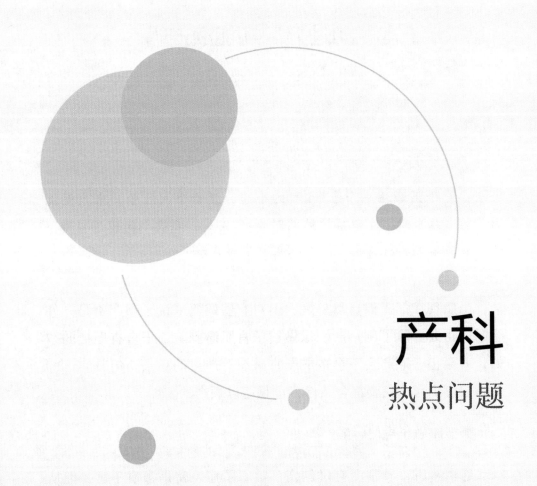

产科
热点问题

医师：_____

临床名医的心血之作……

孕产常识

子宫"动过刀"还能顺产吗？

小舒手里牵着一个 3、4 岁的小娃，挺着个大肚子，来到医院做产检。临走时，小舒怯怯地问医生："医生，我有个问题想咨询下您。我第一胎是剖宫产，二胎还有可能顺产吗？"

虽然现在都提倡自然分娩，但对有些妈妈来说，顺产不是一件容易的事儿。除了剖宫产，像做过子宫肌瘤剥除、子宫有瘢痕的孕妇，就会担心顺产会不会造成子宫破裂等严重的后果。但其实，即使是瘢痕子宫，只要符合条件，也是可以顺产的。

哪些瘢痕子宫可以顺产？

通俗来讲，子宫上有过创伤、留下了疤，就是瘢痕子宫，但从专业角度来讲，分为以下几种情况：

一、上胎剖宫产要分情况：

根据剖宫产的手术切口又分为：

（1）子宫下段横切口：这是最常见及普遍使用的剖宫产切口，最适合进行顺产。

但是这里指的横切口可不是肚皮上可以看到的"横"的，"竖"

的疤，肉眼是看不见的。

（2）特殊类型的剖宫产切口：古典式（子宫体竖切口）、倒T、宫底部切口，这些术式除非特殊情况，一般较少使用，也不推荐顺产。

二、子宫肌瘤剥除术要分情况：

根据肌瘤的生长部位分为浆膜下、肌壁间、黏膜下、子宫颈、阔韧带肌瘤等。

其中浆膜下及阔韧带肌瘤剥除过程中对子宫肌层的损伤较小，一般不影响后续怀孕及阴道试产。

而较大且穿透肌层达宫腔，或者特殊部位的肌瘤剥除术后，一般不推荐阴道试产。

三、其他特殊类型的瘢痕子宫 一般不可以：

（1）既往子宫破裂史

（2）既往子宫穿孔史

（3）靠近宫体的宫外孕（尤其是宫角妊娠）曾进行切开取胚。

这些情况下的瘢痕子宫，发生子宫破裂的风险较大，一般也不推荐阴道试产。

要分清楚这些专业情况也着实不易，所以保留好手术记录及相关就诊信息至关重要。

瘢痕子宫顺产的风险是什么？

瘢痕子宫顺产的风险，也是准妈妈们最担心的问题——子宫破裂。

但根据文献报道，剖宫产后阴道试产过程中子宫破裂的发生率为0.5%~1%，这大概是世界卫生组织定义的罕见病发病率。

所以，瘢痕子宫顺产有风险，但准妈妈们也不必过于担心，在设备完善的医疗机构及专业医生指导下，完全是安全可行的。

一胎剖，二胎顺产的 4 个条件

简单概括，满足以下 4 个条件的瘢痕子宫顺产成功率更高。

（1）子宫下段横切口剖宫产。

（2）本次是单胎。

（3）宝宝是头位。

（4）宝宝体重适中。

你可以为此做什么准备？

最重要的当然就是你的意愿和信心啦，只要有顺产的想法，我们都愿意与你并肩同行，并给予可靠的技术支持。

备孕阶段：

上胎剖宫产的准妈妈们如果想要二胎，无论是准备自然分娩还是再次剖宫产，请一定做好避孕工作，间隔两年再受孕，给子宫上的瘢痕一个充分休息的时间。如果做过肌瘤剥除手术，请听从手术医生的意见，避孕半年到一年再受孕。

早孕阶段：

一旦发现怀孕，请及时来院就诊，行超声检查，以便医生了解胚囊与剖宫产切口的关系，这对后续的诊疗至关重要！

孕期（建卡后）：

（1）遵照医嘱，定期正规产检；

（2）控制体重；

（3）于孕 32 周、孕 36 周及孕 38 周至分娩评估门诊，有条件的携带好既往病例资料（包括手术记录、出院记录等），以便医生提前了解及充分评估，孕晚期行超声检查了解子宫下段肌层连续性并进行胎儿估重、评估产道条件，再次排除顺产禁忌。

分娩前后：

这个阶段，瘢痕子宫准妈妈们和普通准妈妈们完全一样，临产后同样可以享受"无痛分娩"及导乐陪产，只要做好心理准备，听从医生和助产士的指导就行啦！

（齐嫣婷　张庆英）

八个"最佳"，备孕事半功倍

"好想生个健康可爱的宝宝呀！有什么注意点吗？"小茜备孕好几个月了，四处讨教经验，但肚子迟迟不见动静，有些郁闷。

科学备孕，确实能事半功倍，带来好"孕"。那么，如何正确有效备孕呢？

最佳受孕年龄

女性最佳受孕年龄为 24~29 岁。不过，可能由于各种因素，不少女性会错过这个最佳"受孕期"。对此，建议最低年龄不宜低于 22 岁，最高年龄不宜超过 35 岁。随着母亲年龄的增长，不孕、胎儿非整倍体、自然流产、妊娠糖尿病、子痫前期和死产的风险也增加。

男性最佳生育年龄为 25~35 岁，大于 40 岁则为高龄。随着男性生育年龄增加，精子的 DNA 完整性、点突变、端粒长度、新发突变率、染色体结构、凋亡和表观遗传因素发生变化，使子女出现常染色体显性疾病的综合风险呈指数增加。

最佳受孕时间

受孕是精子与卵子相结合的过程，一般发生在排卵后 12 小时内。卵子从卵巢排出后，存活的时间约为 24 小时。精子在女性生殖道内一般存活 48~72 小时。也就是说，如果能在排卵日前 1~2 天同房，最容易怀孕。

最佳受孕季节

一般认为，7~9 月最适宜受孕。因为这个季节呼吸道感染、病毒流行的机会相对较少，有丰富的新鲜时令水果、蔬菜。在这个季节受孕，可减少孕早期遭受病毒侵害的风险，还可调节饮食，减轻早孕反应，使营养均衡。到次年 4~6 月分娩，气候温和宜人，利于产妇身体恢复及获得丰富营养，同样也利于婴儿哺乳和成长。"最佳"并非绝对，受孕当然也可以"顺其自然"。

最佳受孕体重

BMI（身体质量指数）最好保持在 18.5~25 之间。如体重过轻及过重，不孕、流产、早产风险会增加。体重过重，妊娠相关高血压、妊娠糖尿病、多胎妊娠、产后抑郁比例升高，而孕期超重生育巨大儿还可能导致肩难产及其后遗症（臂丛神经损伤）或剖宫产。当肥胖女性进行剖宫产时，伤口感染和血栓栓塞的发生率也会增加。

最佳叶酸摄入

摄入叶酸补充剂和叶酸强化食品，可以降低胎儿神经管缺陷、流产、早产以及其他畸形风险。一般建议至少在受孕前 1 个月就开始每日 1 次补充含 0.4 毫克叶酸的复合维生素，并在早孕期持续使用。

最佳孕前实验室检查推荐

（1）感染性疾病检测，如巨细胞病毒、寨卡病毒、风疹、弓形虫病、单纯疱疹病毒和水痘感染，均可能致胎儿畸形。

（2）淋病、衣原体检测，因其可能引起流产、早产等不良结局。

（3）梅毒和其他性传播疾病，一旦感染可能垂直传播至新生儿，建议孕前检查并积极治疗。

最佳疫苗接种时间

孕前完成一些疫苗的接种，可以预防相关疾病对母亲或胎儿造成严重后果的感染。其中，最重要的是麻疹、腮腺炎、风疹和水痘疫苗。如果从来没有接种过，建议在孕前1个月接种，可以降低这些感染对怀孕产生的不良影响。

疾病控制最佳化

（1）需控制的疾病：高血压、糖尿病、哮喘、甲状腺功能亢进和甲状腺功能减退、系统性红斑狼疮、遗传性易栓症、龋齿及其他口腔疾病等。

（2）需更换的内科药物：对于原发性高血压、高血脂，需停用血管紧张素转化酶抑制剂（ACEI）、血管紧张素受体拮抗剂（ARB）和他汀类药物，改为甲基多巴、拉贝洛尔和钙通道阻滞剂。如果有使用华法林，可换为肝素。对于有糖尿病的准妈妈，建议将降糖药换成胰岛素，不过仍要使用口服降糖药，可在医生指导下选择格列本脲或二甲双胍。

（3）需停用的内科药物：丙戊酸，异维A酸等。建议有慢性基础疾病的女性在备孕前到产科及相关专科就诊，以调整药物控制疾病。

（熊钰　杨婷婷）

坐月子别再捂了

32 岁的小李在生孩子之前就时常听自己身边的亲戚朋友们说，女人生完孩子一定不能吹风，不然会落下很多病，跟着自己一辈子。于是，当小李生完孩子出院回家后，便把自己裹得严严实实，门窗也不允许家里人打开，生怕自己落下什么病痛。可是，好景不长，1 周后，小李突然高烧，神志不清，家里人以为是乳腺炎，赶紧把她送到医院。可没想到，医生却说小李发生了重度产褥中暑现象。这是怎么回事呢？

在世界范围内，"坐月子"或许是我国独有的风俗习惯，最早的记载可追溯至 2000 多年前西汉《礼记内则》。在高温酷暑天，仍有不少因为高热惊厥而来医院治疗的产妇。需要提醒的是，捂月子并不是坐月子的正确方式。

女性在分娩之后身体比较虚

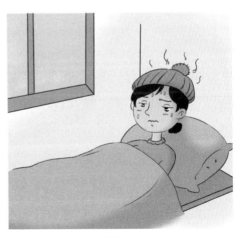

图 1

弱，非常容易出汗。如果遵循旧时坐月子原则就极易中暑，对于产后恢复很不利。

产褥期中暑的表现可分为轻度和重度。轻度产褥中暑表现为：产妇体温升高、脸色发红、胸闷、口渴、恶心、呕吐、乏力，以及皮肤干燥无汗、表层有痱子。重度产褥中暑表现为：产妇体温高达41℃~42℃或以上，面色苍白、无汗、耳鸣、昏倒及神志不清。若抢救不及时，数小时便会心、肺衰竭，甚至死亡。

要保暖，也要会散热

事实上，月子里为"避风"而紧闭门窗，穿长袖长裤，甚至盖厚被子捂汗，这些做法都是错误的。身体若长期处在高温、高湿和通风不良的环境中，体内余热就不能及时、有效地散发出去。夏季坐月子要保持室内空气流通，温度一般在24℃~27℃较为适宜。但应注意太冷的环境对产妇而言同样不可取。空调、电扇不要直接吹着产妇，使用空调的房间应间隔一定时间开窗通风。

产妇所在的卧室内相对湿度要保持在50%，室内空气干燥时，可使用加湿器或放置一盆清水。产妇尽量减少在炎热、闷热的天气出门，避开高温时段和太阳直射，特别要避免中午太阳直射。

坐月子，也能每天淋浴

此外，还有一些产妇为避免感冒，选择出了月子再洗澡，这种做法也对健康不利。产妇皮肤的汗腺分泌旺盛，出汗较多。此时应选择纯棉、透气且宽大的衣服，经常用温水擦洗或淋浴，至少保证每天1次淋浴，预防痱子等皮肤疾病。淋浴时，不宜用冷水或过热的水，水温应与体温相当或者略高于体温。洗澡时室内温度宜设定在26℃~28℃，洗澡时间不宜过长，以10~20分钟为宜。

此外，产妇由于恶露较多，应保持外阴的清洁干燥，勤用流动水冲洗外阴及尿道，勤换卫生巾及内裤。

产褥中暑，如何急救？

轻度中暑时，可将产妇的衣服松开，移至通风处或打开电扇吹风，但不能对着产妇直吹；也可服用人丹或是十滴水。同时，注意补充水分（淡盐水）和降温。对于重度中暑的产妇，应及时进行物理降温，也可用温水或稀释后的酒精擦拭全身，或把冰袋夹于腋下或腹股沟，并尽快送医治疗。

（周晓清）

剖宫产后再怀孕及早检查排隐患

随着二胎政策的放开，身边的很多朋友都开始了二胎计划，年轻的芳芳妈妈也有点心动，但是她第一胎是因为"臀位"剖宫产分娩的，想问下医生，再次受孕的话需要注意什么？

剖宫产术后，子宫上的瘢痕不仅影响美观，对于想要再次生育的妈妈，还是个不小的隐患。

剖宫产后，再次受孕有隐患

经历过剖宫产的妈妈，如果再次受孕时，受精卵可能在切口瘢痕处"扎根落户"。着床后，胎盘绒毛在植入子宫肌层的过程中，很容易将肌层上的瘢痕撕裂，发生难以控制的大出血，甚至出现子宫破裂，危及生命。

遗憾的是，我们目前还无法提前预判胚胎种植的位置，也没有相应的预防措施。一旦 B 超探查后确认孕囊种植在切口部位，就需要人工终止妊娠。第一步要立即住院，防止大出血。住院后通常会采用介入治疗，简单来说，就是把子宫动脉堵住以减少血供，然后再做人工流产。这样可以大大降低手术中出血的风险，患者通常也能很快出院。

及早发现，降低大出血危险

对于刚怀孕的准妈妈，一般建议做早孕期 B 超，明确是否正常宫内妊娠，理想的时间是在停经 6 周左右。而对于后再次受孕的孕妈妈，早孕期及剖宫产时检查尤为重要。因为如果真的是切口妊娠，一旦错过早期发现的机会，随着孕囊长大，出血风险会成倍增加。

提醒所有做过剖宫产的女性，再次妊娠建议间隔 1 年半至 2 年以上，而发现再次受孕，务必要及时通过 B 超确认胚胎的位置是否正常。

（李勤）

子宫"受过伤"怎样再孕育?

33岁的小刘喜怀二胎。小刘在高兴的同时,也有些担忧。3年前,小刘因为老大是臀位选择了剖宫产,当时医生告诉她如果再次受孕,有瘢痕妊娠、子宫破裂等等的风险。所以小刘一发现怀孕,就来到医院咨询:"医生,我该注意些什么呢?我这胎能顺产吗?"

做过剖宫产、剥除过子宫肌瘤或者切除过其他子宫病灶……"受过伤"的子宫可能会留下瘢痕,称之为瘢痕子宫。无论深浅,只要有瘢痕,子宫的完整性就被破坏了,或多或少会对怀孕生育产生影响。瘢痕子宫该怎样孕育新生命呢?需要注意些什么呢?

瘢痕子宫可以怀孕吗?有哪些风险?

可以,但是有一定风险。比如:凶险性前置胎盘、胎盘植入、胎盘早剥的发生率将增加,这些胎盘异常疾病并发产前、产时、产后出血的风险也大大增加。

当然,最致命的风险是子宫破裂。原本有"疤"的子宫在怀孕生产的"压力"下,自然更容易破裂。而一旦发生子宫破裂,会危及母儿生命,需要紧急抢救。

瘢痕子宫，怀孕怎么办？

很多瘢痕子宫的准妈妈发出疑问："好害怕，我应该怎么办？"其实，不必过度焦虑，重要的是做好这几点。

1. 关注妊娠间隔

妊娠间隔是指上次子宫手术至本次妊娠末次月经的间隔时间。需要听从医生建议，待妊娠间隔足够之后再尝试受孕。比如，上胎剖宫产分娩，一般需 1 年半至 2 年后再考虑妊娠。子宫肌瘤剥除术后，由于剥除肌瘤的大小、位置、数量不同，最佳妊娠间隔会有所不同，建议遵循医嘱。

2. 早孕期超声确认孕囊的位置

这是为了排除子宫瘢痕妊娠，即孕囊正巧长在"瘢痕"处。

一旦诊断为子宫瘢痕妊娠，妊娠就不能继续，而且大出血的风险增加。医生会想尽一切办法保住子宫，此时千万别逞强，一定要遵医嘱。

3. 严格控制孕期体重

由于子宫上有瘢痕，孕期子宫不宜增长过大、过快，因此需要控制胎儿体重，也就是控制孕妇自己的体重。可以根据孕前体重指数，在医生指导下合理控制孕期的体重增长。

4. 关注中晚孕期的胎盘及子宫瘢痕组织

超声和核磁共振可以帮助医生了解胎盘的位置、胎盘与子宫肌层的关系、子宫瘢痕的愈合情况，以便及时处理异常。

5. 学会观察身体

当然，最关键的还是在于孕妇自己，孕期需要关注自己是否有腹胀、腹痛，是否胎动正常（28 周后）。子宫破裂的腹痛，一般程度比较明显，可伴有恶心呕吐。瘢痕子宫妊娠的孕妇更要谨慎，如有异常，请及时就诊。

瘢痕子宫可否顺产?

经产科医生综合评估，排除阴道试产的禁忌证，大部分孕妇都可尝试阴道试产。当然，建议在具备即刻提供紧急救治能力的医院进行阴道试产。虽然瘢痕子宫怀孕会有风险，但绝大部分情况下，结局都是皆大欢喜，顺产成功率也很高。根据我院统计数据，剖宫产后再次妊娠阴道试产成功率82%，完全性子宫破裂发生率仅0.4%，母儿预后均良好。

温馨提醒

建议第一胎尽量顺产。阴道试产对妈妈和宝宝都有好处，还能少"挨一刀"，避免瘢痕子宫的形成，减少不必要的风险。

（刘海燕）

放进身体里的环，何时取，怎么取？取环有道

曾经有一篇新闻，报道的是武汉的一名65岁阿姨在跳广场舞时，突发腹痛，紧急送医院一查，子宫里长出了长长的"鱼钩"。原来，是早已变形的节育环刺穿子宫，差点划破肠管。事实上，这样的例子屡见不鲜甚至触目惊心。

"上环"是我国女性最常用的避孕方法，依赖于技术的进步，它简单、长效、安全，但是长效≠不会"过期"。一般女性绝经后6~12个月建议取环，而那些被遗忘掉在子宫里的节育环，往往会酿成大祸。

节育环也有保质期

节育环品种很多，但不管哪种，都有保质期：

（1）γ环、V形环、母体乐等的使用年限是5~8年。

（2）T形环、含铜宫形环等的使用年限是10~15年。

（3）现已基本停用的O形金属单环、元宫环使用年限最多达20年。

（4）新型的含左炔诺孕酮的节育环使用年限是 5 年。

环过期了不取会怎么样？

感染、腹痛、流血、意外怀孕、脏器损伤，无论哪一种对女性都是伤害。

节育环过期了还不取，可能会部分或全部嵌入子宫肌层或浆膜层，导致节育环取出困难，这叫节育环嵌顿。当节育环嵌顿于子宫肌层，穿透子宫壁进入腹腔后，就会发生节育环异位，出现扎入直肠、钻进膀胱、划破肠管的情况。尤其是绝经后节育环仍留在体内，随着子宫逐渐萎缩，嵌顿和异位的可能性会越来越大。

复旦大学附属妇产科医院提醒：

（1）育龄期女性如果节育环到了使用年限，仍希望继续放环的，建议更换节育器。

（2）如果检查发现有可疑病变的，或者有异常阴道流血的，取环同时建议诊刮。

取环疼不疼？

当发生环嵌顿、环异位时，医生取环的操作难度很大。但是，在环未过期前，或者绝经后及时取出来，医生操作的难度会大大降低，不适感也会小得多。经医生评估后，也可以选择无痛取环。而不当的取环方式和错误的选择，是最要命的：合适的时机、正规的医院、专业的医生才是最有效的保障。

"上环"虽然是一种长效的避孕方法，但是需要定期的检查，超期或者发现有异常需要及时取出，绝经女性取环最佳时期为绝经后6~12 个月。

（钟颖）

产后别忘科学避孕

临床上经常遇到产妇提出以下疑惑："我生完娃都没来过月经，怎么可能怀孕呢？""我还在哺乳期，怎么可能怀孕呢？""我刚生完，子宫应该都没恢复，也会怀孕吗？"……

刚生产完没多久，月经未复潮，尚处于哺乳期就不会怀孕了吗？事实上，产后月经复潮与排卵并不一定同步，且排卵的日期无法确定，大多数排卵恢复发生在第 1 次月经复潮前，具体时间因人而异。因而产后重新开启"性"福生活时，千万别忘记科学避孕。

优先推荐：正确使用避孕套

正确使用避孕套，不仅避孕效果可达 98% 以上，还能有效防止性传播疾病，且无创、几乎无不良反应（个别人对避孕套材质过敏）。值得注意的是，避孕套一定要正确使用才有效，否则失败率可大大增加。

长效、安全、可逆的避孕措施

1. 皮下埋植避孕

俗称"皮埋"，是将含孕激素的硅橡胶棒状避孕器具放置在上臂皮下，通过孕激素低剂量缓慢释放，达到长期避孕的作用。一次放置可有效避孕 4~5 年，成功率达 99.5% 以上。"皮埋"不影响哺乳和婴儿的生长发育，对乳汁量也无影响。避孕的同时，还能获得一些额外的健康收益，如缓解痛经、减少月经量，进而预防由于月经过多导致的贫血等。

通常分娩后可即时放置；产后排除妊娠也可随时放置；或月经来潮 1~5 天内放置。

2. 宫内节育器

俗称"上环"。随着科技的进步，其不良反应越来越小。1 次放置可有效避孕 5~10 年。含铜宫内节育器可放置 10 年，含孕激素宫内节育器则可放置 5 年。"上环"有减少月经血量和缓解痛经的优势，月经过多的女性尤其适用。

无论是否哺乳，宫内节育器推荐放置时间为产后 48 小时内或产后 4 周以后（包括剖宫产术后）。

有时间限制的避孕方法

1. 复方口服短效避孕药

其避孕效果易受使用者影响，所含的雌激素可减少乳汁分泌量，也可能影响乳汁成分。因此，不作为产后半年内避孕的首选避孕方法。

推荐适用时机：哺乳妈妈，产后 6 个月后开始使用；非哺乳妈妈，产后 21 天后开始使用（除深静脉血栓高危因素外，具体可咨询专业医生）。

2. 哺乳期闭经避孕法

这是一种以女性产后哺乳伴有生理性闭经为原理的产后避孕方法。它需要同时满足 3 个条件，且每天要有一定的哺乳频次和时间，才能达到避孕效果：①产后 6 个月内。②全程专一母乳喂养，按需哺乳，未添加辅食。③产妇月经尚未恢复，处于闭经状态。只要有一个条件不满足，避孕有效率就会降低。

一旦月经复潮，母乳喂养的频率和持续时间减少，宝宝达到 6 月龄或加奶瓶喂养，建议不使用此种避孕法。

不可逆的避孕措施

如果后续无生育需求，可选择输卵管结扎术，但因其属于不可逆的避孕方法，所以手术前务必慎重考虑。

（李丽　李静）

安全期避孕未必安全

前段时间，戚薇工作室宣布其喜提二胎的消息，并称这是计划中的"意外"。什么意思呢？戚薇通过自己的 vlog 表示，自己是有二胎打算的，但是这一次"怀上"完全是意外，因为她是在生理期的最后一天没有避孕，所以怀上 baby 的，戚薇也因此提醒所有的女生朋友，千万不要觉得是有安全期的。

在替戚薇高兴的同时，相信不少姐妹心中可能也会有相同的疑问：安全期为什么不安全？大姨妈期间也会中招吗？

什么是安全期？靠谱不？

其实，安全期并没有一个准确的定义。我们总结了较常使用的说法：

各种 APP 告诉用户所谓的"安全期"，大多是通过记录月经周期的体温、时间等来推算得出。或者网络、民间流传的"前七后七"，就是月经来前 7 天到结束后 7 天的这段时间。

这样一看，其实所谓安全期，也是大家根据排卵规律推断出来的。那到底什么时候会排卵，什么时候容易受孕呢？

一个完整的月经周期中，卵泡的变化，正常情况下在距离上一次月经14天左右会排卵，而卵子自卵巢排出后可存活1~2天，精子进入女性生殖道可存活3~5天，一般而言，排卵前4~5天为易受孕期。

反过来一想，那"前七后七"或者"大姨妈"期间同房，精子卵子就无法结合，也就不会受孕了，确实很安全。

但是，排卵这件事根本没这么简单！所谓"安全期"只是受孕率较低，但并不是绝对不会怀孕！

排卵总有些"意外"

首先所谓排卵日的推算是基于一个非常理想化的模型，就是你的月经周期要是28天，而且每次都丝毫不差，不知道有几个姐妹可以做到？反正小编做不到啊！即使是周期相对规律的女性，在1年内也会有3~7天的波动。

而且，即便是大姨妈的时候也会"中招"。首先有时你认为的月经期，可能并不是月经，而是排卵期出血，或者其他异常出血。此外，还可能因为生活环境、气候、作息不规律、身体健康状况、情绪或压力的影响、服用了会影响经期的药物等等诸多原因，导致排卵期推迟或提前。甚至，这个月已经排过一次卵了，还有可能产生额外排卵，不知道大家听说过"激情排卵"没有？

所以，其实根本无法通过"算日子"来准确推断排卵期，使用安全期避孕的女性有15%~47%的概率意外怀孕。

当然安全期避孕适合佛系的夫妇，即："最好避孕成功，但如果避孕失败，生就生吧。"当然也可以逆向操作，希望做爸爸妈妈的夫妻，在排卵期多多努力，"造人"的机会自然更大。

其他不靠谱的避孕方法，除了安全期避孕之外，什么蹭蹭不进去、体外射精、阴道冲洗等等避孕方法怕是"渣男常用语录"吧，姐妹们清醒点，统统都不靠谱！

因为在射精之前，男性的前列腺液里也会含有少量精子，而这一点点"小蝌蚪"也足以让女性怀孕哦。至于阴道冲洗法，小编可以负责任地告诉各位姐妹，你冲洗的速度绝对赶不上"小蝌蚪"游泳的速度，那可比奥运会竞技场更激烈。

再次提醒！希望严格避孕的女性，特别是月经不规律、生育后、更年期、生活作息不规律的女性，更不宜采用安全期避孕。对她们而言，意外怀孕可能造成很大困扰，即使最终验出没有怀孕，在等待期间的不确定性和意外已足以令人担惊受怕，承受很大压力。

所以，避孕这件事，不要抱有侥幸心理，想怀的人总是怀不上，不想怀的人却是"孕气"满分，你说气不气？要想避孕，必须选择靠谱避孕法，包括：（规范且全程使用）安全套、短效口服避孕药、宫内节育环、皮下埋植剂、男性或女性结扎术。

（钟颖）

给准产妇的待产包清单

小胡怀孕 38 周了，今天婆婆来看她，顺口问了句，待产包准备好了吗？她才发现自己大条地还没准备，这下着急起来，赶紧上网查起来，需要准备哪些东西？

特殊时期，对于预产期将近的准妈妈，提前准备好待产包非常重要，不要等到产兆来临再慌慌张张。下面就给大家罗列一下待产包里需要有哪些。

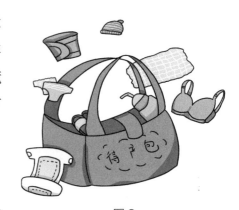

图 2

首先，需要一个证件袋

证件袋里放上身份证、医保卡、产检时的就诊卡（卡号也行）、医院产检大卡、小卡（本市孕妇保健手册）、银行卡及少量现金。

其次，需要产房待产包

胎心监护带 2 根、一次性护理垫 1 包、计量型卫生巾 1 包、冷敷垫 1 个、内裤 1~2 条、一次性马桶垫、纸巾、水杯、吸管、食物（建议准备高能量、易消化、方便进食的食物和饮料）、宝宝帽子、手机及充电器。如有持续用药者，应带上备用药物并及时告知医务人员。

住院生活用品也别忘了

就餐用的餐具、洗漱用品（尽量多准备一些毛巾、脸盆，以便分类使用）、热水瓶、水杯（大的保温杯和一次性杯子）、吸管、软面包、替换的衣服、一次性内裤、衣架、拖鞋、纸巾、卫生巾、一次性马桶垫。

最后是新生儿用品

纸尿裤 1 包、护臀霜 1 盒、棉柔巾、湿巾、宝宝衣服、帽子、厚薄包被各 1 条、纱布巾（病房相对暖和，更推荐纱布巾盖被）、口水巾（纸巾代替也可以）。

（陈秀英）

普通体检可以代替孕前检查吗？

　　小明和小红已经备孕 3 年了却一直没有怀孕，但婚检和每年单位的定期体检两人也都十分健康。最近，他们听说孕前检查更有针对性，决定去医院做孕前检查以找出问题所在。在进行检查时，小明被发现患有精子数量过少的病症。而小红则被检查出输卵管堵塞，需要进行治疗。医生建议小明和小红在接受治疗后再开始尝试怀孕。

　　经过治疗后，小明的精子数量和质量得到了显著改善，而小红的输卵管也恢复了通畅。随后，他们又进行了 1 次孕前检查，结果都非常正常。很快，小明和小红顺利地怀孕并生下了 1 个健康的宝宝。

　　上述案例说明了孕前检查的重要性，但为何婚检和定期体检都十分健康的两人孕前检查会出现问题呢？

　　孕前检查不是体检吗？

　　常规体检是为了评估一个人的健康状况和发现常见疾病的早期征兆。常规体检包括血压、心率、身高、体重、听诊、视力、听力、血糖、胆固醇等指标的检查。但是，这些指标并不能完全反映一个人是否适合怀孕和生育。

孕前检查则是为了确保准备怀孕的女性和她们的伴侣在生育前尽可能健康和安全。孕前检查包括生殖系统检查、甲状腺功能检查、遗传疾病检测、染色体检查、先天性宫内感染及围产期感染而引起围产儿畸形的病原体（TORCH）筛查等项目。这些检查项目都是常规体检中没有的，但对孕育宝宝有着至关重要的影响。

孕前检查不只是女方一个人的事，有些检查项目是夫妻双方都要进行的。例如，遗传疾病检测需要检查双方的基因，染色体检查需要检查双方的染色体是否存在异常，TORCH 筛查需要检查双方的感染史等。因此，夫妻双方都要进行孕前检查，以确保宝宝的健康和安全。

没有不舒服可以不做孕前检查吗？

经常遇到胚胎停育、自然流产后的孕妇咨询："怀孕前月经很正常，连痛经都没有，身体这么好，为什么会保不住胎儿？"当被问到有没有做过孕前检查时，她们则摇头。很多人认为，如果自己在备孕期没有明显不适或疾病，就可以不做孕前检查了。但实际上，孕前检查是很有必要的，即使你感觉自己很健康，也可能存在一些潜在的健康问题，这些问题可能在怀孕后会影响胎儿的健康，甚至导致胎儿畸形或流产。

举个例子，孕前检查中包括 TORCH 感染筛查，这是一类可以通过母体传播给胎儿的感染病原体，包括弓形虫、巨细胞病毒、风疹病毒、单纯疱疹病毒等。这些病原体在孕早期感染胎儿时可能导致胎儿畸形或流产。如果在孕前进行 TORCH 感染筛查，及时发现感染病原体并进行治疗，可以有效降低妊娠并发症的风险。

此外，一些潜在的健康问题也可能会在怀孕后显露出来。例如，高雄激素血症是一种可以导致胎停育和早产的内分泌疾病。这种疾病通常没有明显的症状，但在怀孕后可能会出现异常情况。如果在孕前检查中发现高雄激素血症，并进行适当的治疗，可以降低孕期并发症的风险。

因此，即使你感觉自己很健康，也应该进行孕前检查，及早发现潜在的健康问题并进行治疗，以确保母婴的健康。

孕前检查注意事项

（1）孕前检查最好在孕前 3~6 个月进行，这样有足够的时间治疗和调整身体状态，提高孕育宝宝的成功率。

（2）女性一般在月经干净后的 1 周以内进行孕前检查，这时候进行内分泌相关的检查会更为准确。同时，在此期间最好不要同房，以避免可能对检查结果造成的影响。

（3）男性精液检查前 3~5 天要避免性生活，以确保检查结果的准确性。

（4）做孕前检查时，最好穿宽松且便于穿脱的衣服，方便医生检查身体各项指标。另外，注意保持情绪稳定，以免影响检查结果的准确性。

最后，如果你在还来不及确认身体状况是否适合怀孕的情况下，宝宝就悄然来临，也不要过分担心。因为从受孕到分娩，还有系统而全面的产前检查，到时千万不要再错过了。

（王凌）

孕育优质胎儿的 10 个关键词

28 岁的林女士最近十分苦恼，就在她感染新冠，吃过退烧药之后，不久就发现自己怀孕了，幸好咨询医生后了解到该药物没有糟糕的影响，但哪些因素会影响怀孕？怀孕后还能否接种疫苗？烟酒对妊娠有无影响等问题仍盘旋在她脑中。

每一位准爸爸、准妈妈都渴望拥有一个健康聪明的宝宝。那么，在备孕时应如何做好充足的准备？不妨记住以下 10 个关键词。

体检

在备孕前 3~6 个月，建议夫妇双方做 1 次常规体检，如甲状腺功能、肝肾功能、血糖、血压和心电图等。女方还需要做优生筛查、妇科检查及阴道超声，以排除宫颈病变，了解有无阴道炎、盆腔炎、子宫肌瘤、子宫内膜息肉、卵巢囊肿，是否存在不利受孕的病原体感染或性传播性疾病。针对男性，建议检查精液常规。注意，35 岁以上的女性还应检查卵巢功能，进一步评估生育力。

饮食

建议多吃含铁丰富的食物，增加体内铁的储备；保证必需的碘盐摄入；至少从孕前3个月补充叶酸，可减少胎儿神经管发育畸形、流产的风险。日常饮食应减少高脂、高糖饮食的摄入；不喝可乐、雪碧等碳酸饮料；对于爱喝咖啡的女性，建议每天不超过2杯。

运动

备孕前，应适当体育锻炼及活动，有利于夫妇双方维持适宜的体重，也有利于血液循环和内分泌调节，舒缓紧张与焦虑的心情。

性生活

要有健康、规律的性生活，性生活过频或不当都不可取。一般来说，建议月经干净后，每2~3天同房1次，有助于成功受孕。

用药

由于糖皮质激素类药物、部分抗生素、抗寄生虫类药、止吐药、止痛药、抗癌化疗药、部分降压药、安眠药和放射性药物等，都会对精子、卵子造成不利影响，导致新生儿出生缺陷或婴儿发育迟缓、行为异常等。因此，建议停药3~6个月后备孕。对于有长期服药史的男性或女性，务必咨询医生，确定安全的受孕时间。

注意，必须用药时，应尽可能选用对胎儿无损害或影响小的药物。因治疗需要，必须长期应用某种可致畸形的药物，则须在医生专业指导下使用。

辐射

备孕期间，女性若接受大剂量放射线会对卵子、胚胎的发育产生严重的不良影响。

尽管 1 次低剂量的放射线检查，尤其是没有直接照射腹部的胸部 X 线检查，对卵子的发育没有很大的危害，但累积剂量越大，或照射部位越接近子宫，则对卵子、胚胎的影响越大。因此，备孕的女性尽可能避免腹部照射。

注意，女性备孕的当月不宜进行乳腺 X 线检查，除有明显的临床指征之外，应避免对腹部或骨盆进行照射的放射治疗。

烟酒

怀孕前，夫妇双方长期吸烟喝酒会对卵子、精子产生不良影响。若准妈妈在孕期仍持续接触烟酒，会使胎儿宫内发育迟缓，出生后也会出现体重不足、发育迟缓和智力低下异常。建议备孕前半年，夫妻双方戒烟、戒酒。

睡眠

充足的睡眠可以提高身体的免疫力，增强器官组织的机能，有助于形成优质的受精卵。

疫苗

一般来说，备孕当月及孕期不宜接种减毒活疫苗（如麻疹、腮腺炎和风疹的联合疫苗、水痘带状疱疹疫苗等），但可以接种绝大多数的灭活疫苗和类毒素（如狂犬疫苗、流感疫苗等）。所以，对于需接种麻疹、腮腺炎、风疹或水痘疫苗的女性，应该在怀孕前至少 1 个月进行接种。

如果女性在不知自己怀孕的情况下接种了 HPV 疫苗也是安全的，但一般来说 HPV 疫苗不建议在孕期接种。

心理

研究证明，孕前做好心理准备的女性，孕期生活更顺利从容，孕期反应也比较轻，胎儿会在优良的环境中健康成长。可见，孕前的心理准备是很重要的，准父母都需要做好心理准备。

（苏椿淋）

医生眼中的"好生养"

阿姨妈妈们常说,"屁股大的好生养""身体壮更好生"……真的存在"好生养"一说吗?

实际上,从医学角度看,确实有更适合怀孕的身体状态,医生眼里的"好生养"体质,其实很多人都可以做到。

月经规律

月经被认为是生育能力的晴雨表,月经规律的女性,一般会正常排卵,更容易受孕。

身体素质好

医学上公认女性的最佳生育年龄为 25~35 岁,大于等于 35 岁为高龄产妇,45 岁是公认的超高龄生育年龄。而 25~35 岁的女性身体素质一般处于巅峰水平。但经常运动锻炼、饮食作息规律等生活习惯良好的女性,与同龄女性相比,往往身体素质更好,更易生养。

卵巢状态好

育龄女性卵巢的排卵功能与生育息息相关。而卵巢年龄与女性生理年龄密切相关，在生殖医学领域，40 岁是卵巢功能的分界线。但卵巢的衰老速度也因人而异，有些人快些，有些人慢些，个体之间存在差异。医学上卵巢功能的测定方法很多，如超声波监测卵泡、基础内分泌检测以及 AMH 检测。

激素水平正常

正在备孕或生育过的女性一定对"女性生殖激素 6 项检查"不陌生，这 6 项激素包括促卵泡激素、黄体生成素、雌二醇、孕酮、睾酮、催乳素。它们是衡量卵巢功能的重要指标，关系到女性是否易于妊娠。

子宫状况正常

子宫是受精卵着床的位置，如果子宫畸形，例如单角子宫、双子宫、双角子宫、纵隔子宫等等，势必会导致宫腔畸形，从而影响受精卵着床，可能造成流产甚至不孕。

骨盆径线大，骨皮质薄

老年人常说一句话"女人臀部大好生养"，背后的含义是女性骨盆大容易顺产。其实，单看臀部的大小并不能完全判断骨盆的大小。从医学角度来看，骨盆需要内测量和外测量评估径线，一般测量是外测量，还要考虑骨皮质厚度。骨盆径线大，皮质薄的女性容易顺产。不过，需要强调的是，年龄比其他生育因素都更加重要。就算自己的体质再适合生养，生育还是与年龄因素息息相关。35 岁以上妇女成功妊娠分娩的机会不足 25 岁妇女的一半，而且，不孕概率、流产概率也会随年龄增长而上升。

（张叶）

顺产会影响性生活质量吗？

孕妈青青足月后满心期待着宝宝的降临，经充分评估后，医生认为宝宝大小以及她的骨盆条件均适合阴道分娩，但她一直犹豫不决。医生仔细询问后，她才吞吞吐吐道出缘由，原来她曾在某书上看见有宝妈吐槽，本来夫妻俩很恩爱，但顺产生了宝宝后，夫妻俩就矛盾不断，根本原因竟然是性生活不和谐。这位宝妈还劝各位姐妹不能重蹈覆辙，生孩子一定要选择剖官产，这才有了青青心中的难言之隐。

那么，顺产真的会影响性生活质量吗？让我们来了解下。

顺产不"背锅"，主要与妊娠有关

很多准妈妈都知道，顺产好处多多，不仅分娩时出血少，产后恢复快、乳汁分泌快，而且经过产道挤压后宝宝神经、感觉系统发育好，肺功能得到锻炼也更成熟。但是，产后的夫妻生活确实也很重要，尤其是"顺产后阴道松弛，会影响性生活质量"的说法甚嚣尘上。

其实，骨盆韧带和阴道组织的松弛，跟妊娠本身关系最大，顺产不能背这个"锅"。也就是说，无论顺产还是剖宫产，产后都可能发生盆骨韧带和阴道组织的松弛，程度因人而异。

首先是来自宝宝的"压力"。随着宝宝生长发育，支撑准妈妈子宫及其周围阴道、膀胱、肠管等脏器维持正常位置的整个盆底肌肉群和韧带的张力不断下降、松弛，无论何种分娩方式，其实这一过程均存在。

其次，还有激素的作用。怀孕后，由于雌孕激素和松弛素的作用，骨盆韧带和阴道组织都会变松弛，这是为自然分娩做准备。

紧致的感觉，依然可以拥有

顺产确实会增加会阴和阴道伤口，但这一伤口位于阴道下段、偏外侧，不影响性生活时阴道的紧缩性。相反，随着年龄增长、绝经到来，盆底肌肉和阴道壁弹性下降，部分剖宫产女性还会因为未经过顺产阴道扩张，从而发生阴道萎缩后的性生活困难。

至于担心顺产宝宝经过产道时会扩张阴道导致松弛，其实，这对年轻的妈妈或者积极尝试产后康复者来说，影响都不大。

最重要的一点是，要相信自己的身体。分娩结束后，产妇的子宫（指剖宫产）和阴道、会阴伤口（指顺产）解剖结构慢慢愈合，功能慢慢恢复，恢复程度有个体差异，但绝大部分妈妈都能恢复到与产前差不多的状态。

预防松弛，孕期和产后同样重要

由于阴道松弛并不是完全由分娩这一短暂过程造成的，所以预防阴道松弛，孕期和产后同样重要。

孕期预防措施包括：

（1）严格控制体重，避免体重增长过快。宝宝体重合适，可适当减轻对盆底组织的压迫，分娩时不至于产程过长。

（2）根据个人身体承受情况，合理进行运动。孕晚期可以在医生指导下尝试做凯格尔运动，增强盆底肌肉群的力量。方法是：持续收缩盆底肌（即紧缩肛门）不少于 3 秒，松弛休息 2~6 秒，连续做 15~30 分钟，每日 3 次。

产后预防措施包括：

（1）避免长时间提、抱重物。

（2）继续坚持做凯格尔运动。

（3）产后 42 天至专业医院进行盆底肌肉功能评估，必要时配合以康复训练。

干涩、疼痛，才是不和谐的根本

与松弛相比，产后性生活的干涩、疼痛才是更明显的问题。

分娩后，大脑会开始分泌催乳素以促进乳汁分泌，但由于催乳素的分泌会抑制卵巢功能，此时体内雌激素水平相对较低，而阴道黏膜层较薄，宫颈黏液分泌较少，产后性生活时会有干涩、疼痛等不适。

另外，催乳素的分泌也会抑制排卵，引起产妇性欲低下，加之哺乳期照顾宝宝导致产妇体力过度透支，对"那件事"自然是既心无余，亦力不足。

以上这些都是导致产后性生活不满意的元凶，而家人的支持、夫妻间的沟通、时间的增加，均有助于这些问题的解决。

温馨提示

可以在产后 42 天预约"产后康复门诊"，医生会帮助做盆底功能筛查。如果产后一段时间，甚至 1 年以上，仍觉得有盆底问题，不用一忍再忍，可以预约"盆底门诊"，寻求专业的帮助。

（周霁子　肖喜荣）

PK：自然分娩 vs 剖宫产

十月怀胎，一朝分娩，到底要顺，还是要剖？

这两种方式各有利弊

经阴道分娩是自然且符合生理的分娩途径，在自身条件允许的情况下，医学上更提倡此途径。

自然分娩的好处

（1）对产妇。

减少出血和感染的机会，安全性大；产后康复快，有助于保证母乳喂养的成功；住院时间短，用药治疗少，经济负担轻。

（2）对胎儿。

有利于新生儿出生后呼吸运动的建立；减少新生儿吸入性肺炎、湿肺的发生；有利于新生儿神经系统的发育和健全。

顺产的疼痛是孕妈妈们顾虑的一个主要问题，无痛分娩的应用，可以大大缓解顺产的痛苦。

什么是无痛分娩？

（1）"无痛分娩"的医学名词是"分娩镇痛"，这是 1 项安全成熟的技术。

（2）由富有经验的麻醉医生在产妇的腰椎间隙进行穿刺，将低剂量局麻药或镇痛药加入椎管内产生镇痛的作用。

（3）临产后，只要产妇有镇痛需求，在没有禁忌的情况下就可以启动分娩镇痛。

剖宫产的利与弊

利：产程快、时间短、迅速结束分娩。

弊：

（1）近期的有出血多、损伤大、易感染、恢复慢等。

（2）远期的有再次怀孕时前置胎盘、胎盘植入、子宫破裂风险会增加，可能出现剖宫产切口瘢痕妊娠等。

（3）宝宝也由于没有经过产道的挤压与刺激，免疫系统和肺部发育都会受到一定影响，抵抗力比较弱，更容易患呼吸系统的疾病。

到底是顺，还是剖，各位孕妈妈及家属还是要多听听产科医生的专业意见，做出理性选择。经过评估可以顺产的，应该积极阴道试产；若试产过程有困难，积极配合进行阴道助产或者接受剖宫产。

（刘颂平）

世界早产日——聊聊早产的"信号灯"

医学上将胎龄小于 37 周的新生儿叫作早产儿，早产儿由于器官发育不成熟，出生后可能面临种种威胁。全球每年约有 1500 多万早产儿出生，其中我国约有 110 万。

在早产临产前或临产时往往会有一系列症状出现，然而有一部分准妈妈觉得孕周还小不以为意，耽误治疗，最终后悔终生。

如果出现以下症状不论孕周大小应该及时就诊：

早产症状

早产临产与正常临产具有相同症状：

（1）子宫绷紧，即"宫缩"——表现为腹部发硬，最终会引起疼痛。

（2）阴道流出的液体发生改变（可能呈水样、稠厚状或血样）。

（3）下腹部或大腿有疼痛或压迫感。

（4）腰部疼痛。

（5）腹部痛性痉挛，有时伴有腹泻。

（6）羊水膜破裂，表现为液体从阴道流出或涌出。

有一部分孕妇会出现假性宫缩，这种宫缩特点是偶尔发作、不规律、不对称、无痛感。随着怀孕孕周的进展，假性宫缩的次数会逐渐增加，但是宫缩时子宫内的压力较低，持续时间短，通常不超过 30 秒，而且宫缩不会伴有宫口扩张。往往在您躺下或休息时消退，此类宫缩不必过于惊慌。

目前早产的治疗主要取决于三点：①临产原因；②孕龄；③您和胎儿的健康状况。

在情况允许时医生可以使用药物来达到延长孕周、促进胎肺成熟、保护胎儿脑神经等目的。但如果出现感染、宫口开大或者继续妊娠可能会威胁母婴生命等情况时，医生也会选择及时分娩以避免不良后果。

（徐申超　陈丽）

夏季"坐月子",这些事你知道吗?

今夏,上海的最高气温冲破了四十摄氏度,居家"坐月子"的新晋妈妈们都还好吗?"月子",是中国传统文化中定义的一段女性产后的特殊时期。我们的奶奶,甚至奶奶的奶奶辈,由于当时有限的生活条件和分娩经验的累积而传承了一些特有的习俗,统称为"坐月子"。具体包括:"坐月子"要捂、不能吹风;"坐月子"不能洗澡不能刷牙;"坐月子"饮食要清淡、不能吃盐,吃个水果还要开水烫一烫等等。

已经 21 世纪的我们真的还需要这样"坐月子"吗?当然不是。如何科学"坐月子",听蔡医生细细道来。

月子里可以开空调

合适的环境温度(25℃~27℃)和合适的湿度(50%~55%)以及每日通风的居家环境更适合新妈妈的休养和宝宝成长。

夏季"坐月子"一定记得开空调,空调温度 26℃左右。居家温度过高,不仅会引起新妈妈和宝宝身体的不适,更会引起中暑。严重的中暑甚至会引发多器官功能衰竭。

此外，空调风不宜对着新妈妈和宝宝直吹。居家环境要保证每日两次的开窗通风，每次 15 分钟左右。房间通风期间，新妈妈和宝宝可以到客厅坐一坐。

月子里可以洗澡刷牙

新妈妈出汗多，环境温度高，又垫着卫生巾，不洗澡不刷牙不仅体感不适，更会引起感染。新妈妈们要保持每日早晚刷牙，餐后漱口的好习惯。

产后前期要擦身。体力恢复了，伤口愈合好了就可以正常洗澡了（淋浴）。一般情况下，顺产后 4~7 天，剖宫产后 7~10 天后新妈妈们就可以在家属的陪伴下洗澡了。

由于我们新妈妈比较虚弱，如果水温较高，站立时间较久，容易引起缺氧不适。所以新妈妈们洗澡要控制水温（38℃左右）、时间（5~10 分钟），旁边要有家属看护陪伴。头发及时吹干，身体及时用浴巾擦干。

月子着装干爽为宜

夏季新妈妈出汗多，哺乳溢乳，衣服经常会受潮，所以月子服里面建议垫上吸汗巾，及时更换，避免过多体液蒸发而着凉。

月子期间做好个人护理

夏季温度较高，容易滋生细菌，所以卫生巾要及时更换。

回家以后新妈妈的恶露量应该明显少于月经量，就算如此，2~4 小时也应该更换卫生用品，上厕所后用流动的水冲洗会阴并擦拭干净，保持会阴部清洁。

科学准备月子餐

《甄嬛传》里有奶娘说"坐月子"不能吃盐的桥段，也有网传的说月子餐不能吃盐，那在月子里到底能不能吃盐呢？当然可以啦。即便我们正常人群盐的摄入量也不宜过多，产妇只要是正常的摄盐量就可以了。

盐摄入过少，加之夏季出汗多，可能会导致人体内水和电解质的紊乱，严重时可导致不良后果。因此，夏季出汗较多时，要注意及时补充水分，适当补充盐分，避免脱水。

保持愉快的心情及适度活动

月子期间产妇由于激素水平波动，容易出现情绪不稳定，家属要多体谅，注意照顾产妇的心情，使其保持愉快的心境。

在产妇身体条件允许的情况下，适当居家活动，避免久坐久站，避免提重物，久抱孩子。新爸爸们要主动参与到新妈妈们的情绪调节的工作中来。

产后康复

在医生的指导下居家做产后康复训练，对于产检期间异常的指标也要注意随访，比如：血压、血糖情况，及时复查相关指标。

最后，祝愿每一位新妈妈都能有一段健康愉快且舒适的月子生活。

（蔡琼艺）

孕妈妈如何正确数胎动？

有很多孕妈妈常常焦虑宝宝在肚子里为什么有时不怎么活动，有时却活动频繁，监测宝宝在妈妈们肚子里情况的一个简单方法就是数胎动。今天就和大家聊一聊怎么正确地数胎动。

什么是胎动？

胎动一般在怀孕 20 周左右出现，随着宝宝长大，胎动也会越来越多，但是38周以后，宝宝逐渐长大，活动受到限制，胎动会略有减少。

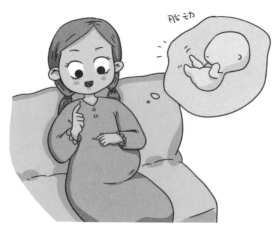

图 3

时间选择

一般建议孕妈妈们在 28 周后开始规律地数胎动。数胎动最好是掌握胎动规律，选择固定时间。可以在早晨、下午、晚上各选 1 个小时，比较安静的情况下数。如无法做到每日数 3 次，则每晚 6~10 点之内数 1 个小时，每小时胎动数应 ≥ 3 次。

胎动是动一阵算 1 次，有时候宝宝会连续动，这种连续的胎动属于 1 次胎动，中间间隔几分钟后，再动下一次的时候，算第二次胎动。

正常值

怎么算胎动正常呢？

12 小时应为 30 次或 30 以上，如果少于 20 次，说明胎儿有可能缺氧，少于 10 次，则提示胎儿明显缺氧，简单来说就是每 1 个小时内胎动次数超过 3 次就算正常。

此外还有一种简单的方法，那就是孕妈妈可以根据自己掌握的胎动规律进行比较，如果胎动与以往差别较小，是正常的。如果少于过去的 1/2 或比平时动的过于频繁，那么孕妈妈们就要考虑宝宝可能存在缺氧，应及时就医进行检查。

如果孕妈妈们仍然有很多的疑问，建议参加笔者所在医院每周一、二、四下午的孕妇学校为新手爸妈们保驾护航。

（刘颂平）

孕产常见疾病

胎盘早剥怎么办？ "五招"教你预防

23岁的李女士患有妊娠期高血压，有时会突然觉得腹部不舒服，但她起初并没有在意，随着时间的推移，妊娠中末期的她偶尔还会感受到明显的宫缩，伴随剧烈的腹痛。李女士希望母亲陪自己赶紧去医院看看，妈妈得知情况后大吃一惊，"你不早说啊！早就该去医院了！当心胎盘早剥"！

在众多产科急症中，胎盘早剥属于一种很严重的产科并发症，一旦发生，不管孕周大小，妈妈和宝宝都有可能面临严重后果。尽管胎盘早剥很严重，准妈妈们也不必过于焦虑紧张。胎盘早剥发生率并不高，大约1%~2%。不过，下列这些情况会增加胎盘早剥风险，一定要警惕。

有血管病变

如妊娠期高血压疾病、妊娠糖尿病、慢性肾脏疾病、全身血管病变等，这类疾病可引起子宫底蜕膜（就是胎盘的母体部分）远端毛细血管缺血性坏死、血管壁破裂出血，形成胎盘后血肿，面积逐渐增大就会导致胎盘早剥。

孕机械性因素

孕妇腹部受到剧烈撞击或挤压等可诱发胎盘早剥；脐带过短时，临产后胎儿下降牵拉脐带，也可引起胎盘早剥。

宫腔内压力骤减

胎膜早破时羊水流出过快、双胎分娩时第一胎娩出后，都容易使宫腔内压力骤减，可能引起胎盘早剥。

子宫静脉压突然升高

多见于妊娠晚期或分娩期，孕妈妈长时间仰卧位引起仰卧位低血压综合征，下腔静脉和盆腔静脉回流受阻，导致胎盘早剥。

其他

高龄、经产妇、多次人流史、辅助生殖技术受孕、孕期使用抗凝药物，有吸烟、酗酒、吸毒等不良生活习惯者，胎盘早剥的风险也会增加。

怎么预防胎盘早剥？

1. 定期产检

一方面，可以及时发现异常；另一方面，医院对有高危因素的孕妇可以给予重点监测和早期干预，如果发生危急情况，也可以尽早识别并进行急救处理。

2. 积极治疗易导致胎盘早剥的原发病

比如有妊娠期高血压疾病和妊娠期糖尿病的孕妇，孕期要控制好血压和血糖，避免频发血压过高或波动太大的情况，保持血糖平稳。

3. 注意安全

避免摔倒或使腹部受到撞击和挤压。

4. 孕晚期避免长时间保持仰卧位

不仅容易发生胎盘早剥，还容易形成深静脉血栓。

5. 腹痛、阴道流血或胎动异常，及时就诊

（孙毅　夏贤）

孕期盲目控糖很危险

29岁的姜女士患有先天糖尿病，怀孕后，担心高血糖影响胎儿，便好奇能否通过节食达到控制血糖的目的。对此，医生表示，虽然吃不饱能短暂使血糖指标"好看"一点，但营养物质摄入不足同样会影响胎儿发育，盲目控糖并不可取。

孕期，许多女性体内处于胰岛素抵抗状态，胰岛素活性受影响，无法将一天的血糖控制在平稳状态，因此较易出现高血糖现象。这个状态是为了增加胎儿对葡萄糖的吸收，正常情况下，总体原则是营养均衡、少食多餐、控制主食、常备爽口蔬菜、适当增加蛋白质、适度锻炼，只要血糖在合理范围内即可，不必刻意控糖。

但是当妊娠合并糖尿病时，随着胰岛素抵抗加重，母体出现高血糖也会导致胎儿高血糖，并增加巨大儿、妊娠合并子痫前期、羊水过多的发生率。对新生儿而言，多种并发症的风险也将升高，包括低血糖、高胆红素血症、低钙血症、低镁血症、红细胞增多症、呼吸窘迫或心肌病等，但是上述并发症通常为暂时性。

值得注意的是，母体肥胖发生率增高及巨大儿的因素，会在一定程度上增加分娩过程中肩难产、剖宫产的发生率。因此，控糖显得尤其重要。

根据目前 ADA 和 ACOG 指南，"糖妈"的血糖应控制在以下范围：空腹血糖小于 5.3 毫摩尔/升；餐后 1 小时血糖小于 7.8 毫摩尔/升；餐后 2 小时血糖小于 6.7 毫摩尔/升。日常生活中，"糖妈"对胰岛素、对饮食的误解主要有以下两方面。

吃得少，血糖就会好

吃不饱，血糖可能"好看"一点，殊不知摄入不够会影响胎儿正常发育，且每个妊娠阶段的调控目标都有些许不同，如妊娠早期因胰岛素抵抗并不严重，加之早期胎儿对营养物质的需求，调整血糖时使用的胰岛素起始剂量较低，还需要定期监测胎儿生长发育情况，不能出现摄入太少影响胎儿发育的情况。

那么，如何监测是否摄入过少呢？除了 B 超监测生长径线之外，还要了解孕妇的自我感受，有无明显的饥饿感。同时，也不建议长时间禁食，要少吃多餐，将热量平均化，既能避免餐后血糖升高，也能增加饱腹感。

食物选择上，不建议完全无糖饮食，虽然碳水化合物是控制血糖的"大敌"，但是过分限制摄入反而影响胎儿宫内发育，因此建议碳水化合物摄入量为总热量的 40%，可以将水果、蔬菜和谷物作为碳水化合物的来源，减少面粉类及土豆的摄入。长此以往，不仅可以降低餐后血糖，也可以降低患者对于胰岛素治疗的需求。

拒绝打胰岛素

有些"糖妈"十分抗拒打胰岛素，其中最重要的原因就是担心对胎儿有不良影响。事实上，胰岛素并不会通过胎盘影响胎儿，目前使用较多的中长效、短效胰岛素都是妊娠 B 类，相对比较安全。

其次，孕期本身就处于胰岛素抵抗的状态，只有在饮食、运动均控制不佳的情况下才会使用胰岛素。等分娩之后，血糖会恢复正常，只有少部分女性成为糖尿病患者，因此不是每个"糖妈"都会终身用药。

（叶丹）

妊娠糖尿病怎么办?

患有糖尿病的陈女士最近忧心忡忡，38岁的她即将成为1名新手妈妈，但她听说妊娠合并糖尿病的孕产妇自然流产率和早产率都比较高，严重的还会导致胎儿畸形等一系列问题。为此，她焦虑不已，"妊娠糖尿病究竟该怎么办呢？"

怀孕后，胎盘会产生一些对抗胰岛素的激素，因此孕妇更易患糖尿病，尤其高龄、直系亲属有糖尿病史或孕期体重增长过快的情况，都是高危因素。那么患妊娠糖尿病的孕妇应当采取哪些措施呢？

血糖监测、饮食调整、适量运动，"三管齐下"控血糖

每日测7次血糖，包括空腹、午餐前半小时、晚餐前半小时、三餐后2小时及晚上10点钟。通过"饮食＋运动"使血糖控制基本达标后，就可以逐渐减少测量次数，先改为每天4次（包括空腹＋三餐后2小时），再慢慢减少为隔天、每周2天、每周1天。

饮食调整对孕期血糖控制尤为重要，复旦大学附属妇产科医院产科营养门诊能够为孕妇制订符合个体需求的营养摄入方案。根据

孕妇的身高、BMI 及活动强度计算每天摄入的总热量，再换算成每天碳水化合物、脂肪和蛋白质 3 种营养物质的摄入量，遵守少食多餐原则，把总摄入量分为三餐和 4 次点心。

适量运动可以增加胰岛素的敏感性，促进葡萄糖利用，有利于降低餐后血糖。一般建议餐后适度快走约 40 分钟，运动时需要心率有适度加快，但一般控制在 120 次 / 分钟以内。注意避免空腹和剧烈运动，可根据实际耐受性决定运动的时间和强度。如果存在先兆早产保胎、前置胎盘产前出血或有其他内外科合并症的情况，则不建议采用以上运动方式。此外，有些孕妇有游泳、瑜伽的习惯，每周 1~2 次的常规运动仍然可以保持。

胰岛素治疗降血糖

通过饮食调整和合理运动，空腹血糖应低于 5.3 毫摩尔 / 升，餐后 2 小时血糖应低于 6.7 毫摩尔 / 升。如果饮食运动治疗 1~2 周后，血糖仍然不能达到理想的水平，就需要胰岛素治疗。医生会根据孕妇的体重、血糖值等指标计算胰岛素的总量和使用方案。胰岛素不能通过胎盘，因此不用担心影响胎儿。孕期降糖药的使用需谨慎，但也不用担心会终身使用胰岛素，大部分女性产后血糖恢复正常，有的仅需饮食控制，有的仅需服用降糖药。

妊娠糖尿病并不可怕，应做到"控制体重、少食多餐、管住嘴、迈开腿"。如果血糖控制不佳，对孕妇、胎儿和新生儿都会有危害。另外，40% 患有妊娠糖尿病的产妇，在几十年后，可能发展为 2 型糖尿病，所以在今后依然需要保持良好的生活方式和饮食习惯。

（胡蓉）

不撕裂、不侧切须做好这三点

小王已到孕晚期，希望能够自然分娩，但听说孕妈分娩时总免不了"挨一刀"，便开始网上各种查资料。她看到网上说分娩侧切在所难免，不然容易阴道撕裂。而很多助产机构甚至声称配备了"高端仪器"，可以预测分娩中是否会撕裂、需不需要侧切。那么，这些都真的可信吗？

许多像小王这样选择自然分娩的孕妈都想知道，选择自然分娩，如何才能减少撕裂、侧切的风险。

撕裂不可避免，是否侧切要综合评估

事实上，大多数的初产妇都要经历不同程度的撕裂，而不撕裂、不侧切则是少数的幸运儿。撕裂的程度和最终是否需要侧切，主要与胎儿的大小、胎心率的变化、生产时是否正确用力、产程时间和会阴的条件等因素有关。

可见，上述诸多因素没有任何仪器可以准确预测。助产士通常会综合判断，让产妇轻度自然撕裂或使用侧切帮助胎儿娩出，以免造成更严重的撕裂。

减少撕裂或侧切，得做好这"三招"

尽量减少撕裂或侧切的风险，孕产妇们需要做到以下三点：

（1）胎儿越大，产妇侧切或撕裂的风险越高，因此孕期应合理增重。

（2）从孕34周起进行会阴按摩。数据显示，每15例会阴按摩就能减少1例撕裂。

（3）从孕34周起拉伸盆底肌。

（肖喜荣）

如何缓解妊娠静脉曲张？

小张第一次怀孕，就觉得十月怀胎，一路都在"升级打怪"。孕早期，她出现了严重的恶心孕吐，孕晚期的耻骨疼痛，让她走路越发困难。最近，在她的腿部又出现了一条条突起的弯弯曲曲的青紫色血管，这又是什么状况呢？

小张的这种情况是妊娠静脉曲张。孕期，尤其是孕晚期，许多孕妇都会中招。那么，妊娠静脉曲张会不会造成血栓？影响胎儿吗？需要用药吗？以后还能好吗？

孕期易引起静脉曲张

女性在怀孕阶段，由于体内激素变化、子宫增大压迫血管、子宫后倾及腹腔内压逐渐升高，对腹腔静脉形成压迫，静脉压逐渐变大，从而阻碍下肢静脉的正常回流。于是，孕妇的腿部、会阴部和颈部等部位就会出现静脉曲张，那一条条紫色、蓝色的凸出且弯曲血管就是最直接的表现。

静脉曲张会引起血栓吗？

随着这几年临床出现越来越多的孕期静脉曲张，研究发现，这类孕妇会有一部分存在血栓前状态。所谓的"血栓前状态"是多种因素所致的凝血、止血、纤溶、抗凝系统功能异常的病理过程。这部分孕妇相对比较容易发生深静脉血栓（DVT），其中发生于下肢的约占 75%。与此同时，研究发现不明原因流产患者的血凝检查，有部分会显示血栓前状态。因此，孕妇在孕早期建大卡抽血后，如果出现凝血时间缩短、血小板 ADP 聚集率及 D-2 聚体异常，一定要及早和产科医生联系，进行早期预防性治疗，从而改善妊娠结局。

孕期静脉曲张了怎么办？

从静脉曲张的原因和血栓前状态的关系来看，如果血指标正常，较为轻度的患者一般无需药物治疗。严重时，需要看两个指标，下肢 B 超和血液指标。只要这两项均在可控范围内，就只需要做一些缓解措施即可。

随着孕肚的增大，胎儿对于下肢的压迫也逐渐加强，再加上孕中晚期孕妇的活动减少，静脉曲张会越发加重。如果孕后期静脉曲张再度加重，就需要药物治疗，这时要根据医生意见选择对胎儿没有伤害的药物。同时，也可以选择一双合适的医用静脉曲张袜，早上起来就穿上。

如何缓解或预防孕期静脉曲张？

（1）适度温和的运动。避免久坐久站，保证孕期体重的合理增长，缓解对于下肢静脉的压迫程度。

（2）平躺将双腿靠墙抬高，或在睡觉时将孕妇抱枕搁于腿下，垫高腿部促进下肢回流。

（3）均衡饮食。多食用根茎蔬菜，以防加重便秘导致的会阴静脉曲张。

（4）避免热水澡。洗澡时，尽量不要使用太热的水进行冲淋，避免下肢因受热导致血管扩张，加重静脉曲张。

与血栓相关的指标上升或越发严重的孕妇，除了采取以上缓解方法之外，还应听取医生的建议，及时进行药物的预防或干预，并在产后根据自身实际情况，维持一段时间的药物治疗，以防产后血栓的形成。

（沈纬　张庆英）

做 B 超不纠结

小美发现自己怀孕了，开心的她迫不及待地建了小卡，又卡点去建了大卡。回家后她仔细看了下次的检查项目，发现有一个 B 超和 NT，她有些疑惑，做这些检查有什么用呢？检查出异常会不会是宝宝不好？

许多初次怀孕的准妈妈都会纠结：怀孕以后，第一个 B 超应该什么时候做？NT 检查是做什么的？为什么要做？检查出有异常该怎么办？下面我们来说一说。

怀孕后的第一个 B 超

一般而言怀孕以后第一个 B 超可在妊娠 6~8 周的时候做。但如果之前曾出现停经后阴道流血、腹痛的现象，则要警惕流产、异位妊娠等情况，并及时就诊。

早孕期第一个超声，不仅可以明确是否为宫内妊娠、确定胎儿数目，同时还能结合月经史、停经史来核实孕周，推算出符合孕周的预产期。对于月经周期不固定的孕妇而言，可能需要间隔 1~2 周后复查。此外，超声医生还会判断有无子宫肌瘤、卵巢囊肿等妇科疾病，给准妈妈和产科医生做好"笔记"。

怀孕后的 NT 检查

NT 是"胎儿颈部透明层"的英文缩写，一般在妊娠 11+0~13+6 周通过超声检测 NT 厚度。其作为超声软指标，可直接反映是否存在胎儿染色体异常风险。注意，不同医疗机构的临界值各异，我院以 2.5 毫米作为临界值。

许多孕妇担心，NT 超过临界值是否意味着胎儿不够健康？事实并非如此。产科医生会根据孕妇的病情、孕周，安排进一步的检查来排除是否存在胎儿染色体异常。

在我国的保健指南中，NT 并没有作为必做项目，然而在上海，NT 已经逐步"飞入寻常百姓家"。建议孕妇尽量按时前往产检医院完成 NT 检查，因为"过了这个村就没这个店了"。由于种种原因无法及时前往医院的孕妇，如果具备胎儿染色体异常的高危风险因素（如高龄、多次自然流产史等），可以考虑根据产科医生的建议选择无创 DNA（12~22+6 周）或羊水穿刺（17~25 周）等检查。

（朱好）

孕晚期 4 种不适该如何缓解？

琳琳怀孕一直挺顺利的，孕早期没有孕吐，孕中期还能健步如飞，谁知进入孕晚期后，感觉越来越不舒服，还出现了腰痛、水肿的情况。她苦恼不已，怎么才能缓解呢？

天气逐渐变暖，肚子越来越大，准妈妈的负担越来越重。腰痛、失眠，这些症状开始影响准妈妈的生活质量、心理和工作状态。而便秘、水肿，这些难言之隐更是让她们备受煎熬。今天，我们针对如何缓解妊娠晚期最常见的四大症状，给大家支支招。

腰痛

为了代偿子宫增大和身体重心改变，妊娠晚期通常会发生脊柱腰段过度前凸。腰椎的前纵韧带和后纵韧带的关节松弛可使腰椎更加不稳定，容易发生肌肉拉伤。下面教大家几个容易记住的小妙招。①睡硬板床。②不要拎超过 5 千克的物品。③在座椅靠背放置靠垫，用来支撑背部。④拎东西时应该并膝下蹲。晚上睡觉可以在膝盖下面放置枕头。⑤穿大小合适，可支撑足弓的平跟鞋，而不是平底鞋。⑥可以在办公桌下放置脚凳。

睡眠障碍

孕晚期，宝宝踢、腰背痛、翻身困难、小腿抽筋……大约有2/3的孕妇会有睡眠障碍。很多孕妇会因睡眠障碍导致焦虑、烦躁，影响工作和生活。希望以下几个小妙招可以帮助你：

（1）做中等强度的有氧运动，比如快走、游泳、做瑜伽等。每天20分钟以上（每周至少进行150分钟）。运动产生的内啡肽，可以让人心情舒畅，有助于睡眠。

（2）改变生活习惯：不午休，不喝咖啡和浓茶，睡觉之前喝杯温牛奶，并用温水泡脚。

（3）如果贫血，要及时补充铁剂。

（4）必要时，可以寻求睡眠专家的帮助，通过专业指导帮助睡眠。

（5）如果上述措施无效，可考虑使用苯海拉明，或者多西拉敏。失眠症状难以改善的，在晚孕期可以考虑使用小剂量氯硝西泮。

便秘

孕晚期受激素水平的影响，胃肠蠕动减慢，便秘时常发生。改善便秘症状最重要的方法是改变饮食习惯，增加纤维素和水分的摄入。适度运动同样可以缓解便秘症状，对平素运动少的孕妇改善会更加明显。如果饮食和运动改善不明显，可以尝试药物。以小麦纤维素颗粒为代表的麦麸，适用于轻度便秘的孕妇，且在服用时应该补充足够的液体。还可以考虑乳果糖口服液。乳果糖不被吸收入血，不会影响营养吸收，不会影响胎儿发育，也不会引起血糖波动，在临床中应用较广。此外，还可以考虑口服麻油来软化大便。开塞露虽然没有毒性，但可能会刺激子宫收缩，应避免使用。如果孕妇月份较大，使用上述措施后，便秘症状改善仍不明显，应该尽早就医。

水肿

随着孕周的增加，子宫逐渐增大。妊娠 24 周以后增大的子宫即可对下腔静脉产生压迫，影响静脉回流，从而导致下肢水肿。下肢水肿在妊娠晚期很常见，但一般只出现在脚踝及脚踝以上的区域，且两脚对称。如果水肿发展到小腿，且下压之后出现凹陷，应该引起警惕。

对于妊娠晚期水肿的患者，我们建议：

（1）抬高下肢。建议孕妈妈在闲暇时将双腿抬高 15~20 分钟。晚上睡觉时可以在脚底下垫 1 个枕头，使脚底高于新增平面，有助于血液回流，减轻水肿。

（2）要注意隐性水肿。每天清晨起床大小便以后，要测量体重。如果每周体重增加超过两千克或出现颜面部水肿（比如眶周水肿），应该及时到医院就诊。

（3）要注意监测血压。水肿的孕妇发生妊娠期高血压疾病的风险升高。如果检测过程中发现血压升高或有头痛不适等，需要及时至医院就诊。

（4）警惕其他脏器功能受损。水肿伴有疲倦无力、呼吸困难、不能平卧，应该警惕心肺功能不全。既往有肾炎、心脏疾病、肝硬化病史，出现外周或全身水肿，可能是原有病情的加重，均应该引起重视。

（5）警惕单侧下肢水肿可能是深静脉血栓的表现。单侧肢体水肿可能是由于静脉血栓形成所致，往往伴有患侧肢体的疼痛及皮肤温度的异常，应该极为重视。

总之，应对孕晚期各种难受，自我管理是最重要的。孕妇应该在强化自我管理的同时，规范产检，医生和孕妇合力，共把健康关。

（肖喜荣）

运动让母婴共受益

近期，一项发布在《自然·代谢》的论文研究发现：无论是怀孕前还是孕期，甚至哺乳期的适量运动，都能改善后代代谢，让肥胖的概率更小。究其原因，主要是乳汁中 3'- 唾液酸乳糖（3SL）能改善代谢状态，前提是孕产妇应坚持运动、控制体重、母乳喂养。

那么，哪些运动既可以保证母乳中 3SL 的水平，又适合产前产后的女性呢？

孕期运动贴士

推荐孕妇散步、室内单车、瑜伽、改良平板运动，或孕前经常参加的力量训练等。如果是孕前没有做过的运动，不能盲目尝试。

健康孕妇应每周至少进行累计 150 分钟的中等强度有氧运动。运动时尝试正常对话，判断体力是否消耗过度。

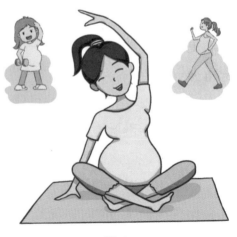

图 4

出现阴道出血、规律性宫缩、胎膜早破、呼吸困难、头晕头痛、胸痛、小腿疼痛或肿胀时，都应立刻停止运动，并寻求医生的评估和帮助。

顺产运动贴士

适宜的产后运动不仅可以把运动的好处通过母乳传递给宝宝，也有利于女性的产后恢复。

自然分娩的女性可以根据耐受情况，尝试恢复腹部盆腔力量和张力的运动。①骨盆倾斜运动和卷腹。仰卧平躺、屈膝，双臂置于身体两侧，吸气时腹部放松，吐气时缓慢地将腰部推向地面，矫正脊柱前凸，然后收紧腹壁。重复 10~12 次。②腰部抬起。仰卧屈膝，双手放在两侧，将肩膀和头部抬离地面数厘米，将腰部也抬离地面，保持几秒钟。重复 10~12 次。③仰卧转体卷腹。仰卧屈膝，双手在头部弯曲，肘部朝向两侧。抬起一侧肩部转向对侧膝盖，避免强行动作。重复 10~12 次。④仰卧屈膝扭转。仰卧屈膝，双手置于两侧，收紧腹壁，缓慢地将膝盖倒向一侧，然后再缓慢倒向另一侧。重复 10~12 次。⑤凯格尔盆底肌运动。阴道和肛门尽最大力量收缩 1 秒、放松 1~2 秒，5~10 次后，休息 10 秒，反复进行。阴道和肛门尽可能收缩 5~10 秒，休息 5~10 秒，反复进行。两个过程可先后或交叉进行 10~15 分钟 / 次，每天 3 次，训练效果更好。这项运动可以减少产后尿失禁和肛门失禁。没有会阴撕裂或切开的产妇，可以在分娩后的第 3 周开始，暂缓会阴疼痛等不适。

剖宫产运动贴士

大多数剖宫产的产妇能够在术后 4~6 周恢复训练。出院后第 1~2 周可以尝试步行。最初每天至少 10 分钟，1 日数次并根据耐受情况逐渐延长时间。此后，可以在家人的帮助下爬楼梯锻炼，根据耐受情况调整速度并增加锻炼至上文提到的频率。出院 3 周后，可以开始恢复腹部盆腔力量和张力的运动。出院 6 周后，如果妊娠前参加过健身房的器械运动，可以使用器械的低设置，缓慢、谨慎地恢复。每周至少进行 150~300 分钟的中等强度体力活动。

在此阶段选择适宜的运动，既有利于妈妈的健康，还能增加母乳中 3SL 的含量，调整宝宝的代谢。

（肖喜荣）

"顺转剖"没你想的那么糟

小赵怀胎足月，抱着自己生的信念进了产房，可是官口开到 3 厘米时因羊水浑浊只能顺转剖。她回忆起这一经历，表示早知道生不下来，应该直接剖，就不用受"两茬罪"了。

随着顺产理念深入人心，现在大部分妈妈都是想自己努力阴道试产的。不过，很小一部分妈妈在试产过程中发生了一些问题，不得不进行剖宫产，这就是所谓"顺转剖"。"受两茬罪"，更标准的说法叫作"中转剖宫产"。

什么情况下"中转剖宫产"？

1. 考虑宝宝发生官内缺氧的情况

进入产程以后，宝宝的情况是被全程密切关注的，如果产科医生和助产士发现宝宝的胎心不好，又在短期内无法经阴道分娩，继续试产缺氧风险越来越大，就会建议妈妈接受"中转剖宫产"。

2. 妈妈的产程缓慢或者停滞

在试产过程中出现了"难产"，也就是妈妈的宫口不再开大、宝宝的小脑袋不再下降时，继续试产也没办法顺产，那么也会建议妈妈接受"中转剖宫产"。

3.一些试产过程中的突发情况

发生脐带脱垂、羊水栓塞、不能控制的高血压、子痫抽搐等危及妈妈和宝宝安全的情况时，妈妈往往需要接受"中转剖宫产"。这些情况虽然是比较少见的产科危急重症，但是专业的接产医疗机构都会有预案，产科医生和助产士们也训练有素，时刻做好准备。

早知道生不下来，应该直接剖？

有些妈妈为了避免"生不下来"的风险，要求直接剖宫产。其实"顺转剖"有时候就是个运气事件。在顺产前，产科医生都会充分评估，建议符合顺产条件的妈妈阴道试产，如果在分娩前就发现"不妙"，医生会建议"剖宫产"。而顺产过程中出现的"状况"其实很难预估，所以也就没有"早知道"一说。其次，如果一开始就放弃顺产，就会自动放弃对妈妈和宝宝的"福利"。于妈妈而言，经历过阴道试产，其体内的雌孕激素会发生更好的改变，乳汁分泌会更快一些。于宝宝而言，经历过阴道试产可以促进其大脑功能、运动系统的发育和完善，即便最后是剖宫产出生的，呼吸系统仍比直接剖宫产分娩的发育得好。

怎么提高顺产成功率呢？

是否需要顺转剖无法预测，提高顺产成功率还是有方法的。妈妈们可以准备准备。

1.控制孕期体重

这不仅可以减少孕妈妈的孕期负担，还能够有效控制宝宝的体重，避免巨大儿的发生。

2.孕期适当运动

例如散步、瑜伽都是可以在孕期尝试的。足月以后，宝宝的小脑袋渐渐下降开始入盆。此时，我们建议孕妈妈稍微增加一点活动量，多走动，如果体力足够的话，可以尝试深蹲和爬楼梯。目的都是通过骨盆的摆动让胎头入盆入得更好，增加顺产成功率。

（朱好　胡蓉）

孕妈妈如何摆脱"甜蜜的负担"?

小丽是一位年轻的准妈妈,她一直很注意自己的饮食和运动习惯,因此怀孕前就没有患上糖尿病。但在怀孕后的某个时刻,小丽开始感到异常口渴,并且经常需要上厕所。她开始担心这可能是糖尿病的症状,于是去医院做了相关检查。结果证实了她的猜测:她患上了妊娠糖尿病。

小丽听到这个消息非常担心,因为她知道如果不控制好血糖,可能会对胎儿产生影响。在医生和营养师的建议下,她开始严格控制自己的饮食,并定期测量血糖。她还学习了一些轻度运动的方式,如散步和瑜伽,以帮助控制血糖水平。

现代人的生活条件越来越好,但同时也伴随着一系列健康问题。糖尿病是其中一个十分普遍的疾病,除了孕前已确诊糖尿病的孕妇外,在怀孕后也会有孕妇首次检查出糖尿病,也即妊娠糖尿病。

孕妈妈为什么会患妊娠糖尿病?

妊娠期高血糖的发病原因与胰岛素抵抗增加和胰岛素分泌相对不足有关。

妊娠中晚期，孕妇体内如胎盘生乳素等拮抗胰岛素样物质增加，使得孕妇身体组织对胰岛素的敏感性随孕周增加而下降，为维持正常糖代谢水平，胰岛素需求量必须相应增加。对于胰岛素分泌受限的孕妇，妊娠期不能代偿这一生理变化而使血糖升高，出现妊娠糖尿病或使原有糖尿病加重。

妊娠期高血糖是孕期常见的并发症，如血糖控制不理想可危及母婴安全，因此需要引起足够的重视。

血糖异常的孕妈妈，孕期需要关注哪些事项？

（1）孕期糖尿病要控制血糖，空腹血糖约 5.3 毫摩尔 / 升，餐后 2 小时血糖约 6.7 毫摩尔 / 升，夜间血糖约 3.3 毫摩尔 / 升，产检时检查小便和糖化血红蛋白。

（2）妊娠期增重需根据 BMI 制订目标，正常体重孕妇增重 8~14 千克，超重和肥胖孕妇增重范围分别为 7~11 千克和 5~9 千克。

（3）要管理并发症，定期监测血压和做影像学检查。

（4）定期监测胎儿生长发育和羊水量，若血糖控制不佳或使用胰岛素，建议做胎儿心脏超声检查。

（5）出现恶心、呕吐、乏力等症状并伴高血糖时，要警惕糖尿病酮症酸中毒的发生，立即就医。

"糖妈妈"的分娩方式如何选择？

（1）糖尿病孕妇分娩方式不一定要剖宫产，可以根据母婴情况选择催产或引产，避免分娩时间过长，并且注意控制血糖水平。

（2）若糖尿病孕妇合并微血管病变，或妊娠期血糖难以控制且胎儿偏大（预计体重 ≥ 4250 克）或有既往死胎 / 死产史，可以考虑选择剖宫产。

"糖妈妈"分娩期用药及监护有哪些?

(1)对于准备阴道分娩的"糖妈妈",临产后需要每2小时监测1次血糖,直到宝宝出生。医生会根据产妇的饮食和血糖水平来决定是否需要使用胰岛素降糖,并安排静脉补液。产后需要每2小时测一次毛细血管血糖,共测4次,目标血糖值为4.0~10.0毫摩尔/升。

(2)对于择期剖宫产者,术前一天晚上正常使用中效胰岛素,手术当天需要停用所有皮下注射胰岛素,并每1~2小时监测1次血糖。在禁食期间,医生会静脉补充葡萄糖,并根据血糖水平维持小剂量胰岛素静脉滴注。产后需要每2小时测1次毛细血管血糖,共测6次,将血糖控制在6.0~10.0毫摩尔/升。

"糖妈妈"产后控糖目标指南

(1)对于产后的"糖妈妈",如果在48小时内没有建立正常的哺乳和糖尿病饮食,血糖控制范围应该在6.0~10.0毫摩尔/升。

(2)产后2~3天正常进食以及产褥期和哺乳期,血糖控制目标应该是空腹和餐前3.9~7.0毫摩尔/升,餐后2小时4.4~7.8毫摩尔/升,糖化血红蛋白为6%~8%。需要使用胰岛素的哺乳"糖妈妈",血糖目标可以稍高一点,不超过10.0毫摩尔/升。

(3)建议"糖妈妈"母乳喂养,母乳喂养对母亲和新生儿都有益处,尤其是妊娠期高血糖孕妇。

(4)产后需要重新评估和调整胰岛素用量,通常最初几天的用量是产前的1/3~1/2。

(5)妊娠糖尿病患者产后的初次随访在产后4~12周进行,再次进行75克OGTT检查,结果正常者,推荐每1~3年进行血糖检测。

(郭方)

孕产妇注意血栓风险

王女士是一名 27 岁的孕妇，她在怀孕期间一直很健康，但在孕晚期开始感觉右腿肿胀和疼痛。她以为这是正常的孕期不适，但是随着时间的推移，症状变得越来越严重。最后，她开始出现呼吸急促和胸痛，被送到医院紧急救治。

在医院，王女士接受了血液检查和超声检查，医生发现她患有深静脉血栓形成，并且血栓已经脱落并移行到肺部，导致肺血栓栓塞症。她需要紧急治疗以恢复呼吸和稳定病情。在医院住院治疗期间，王女士接受了抗凝治疗和其他药物治疗，并且接受了物理治疗来预防血栓再次形成。经过数周的治疗后，她最终恢复了健康。

很多人认为血栓是老年人的疾病，但实际上孕产妇也容易患上血栓。静脉血栓栓塞症是一种常见的血液循环疾病，包括肺血栓栓塞症和深静脉血栓形成。深静脉血栓形成是静脉内血液凝固的一种情况，这种血栓形成在孕妇中比较常见，血栓虽然看起来很小，但它们一旦脱落，会随着血液在身体内流动，并堵塞重要器官，从而危及生命。

因此，孕妇也需要注意预防和识别静脉血栓栓塞症的症状。在孕期，特别是孕晚期，孕妇应该尽可能地保持活动，如定期走动、做一些轻度的运动。此外，如果孕妇有腿部肿胀、疼痛或其他不适症状，应及时就医并接受检查，以避免患上深静脉血栓形成并发症的风险。

为何孕产妇更易发生？

孕产妇血栓的发生率是普通人群的 4~5 倍，一般为 0.5%~2.2%，其中发生深静脉血栓和肺血栓栓塞症的概率分别为 75%~80% 和 20%~25%。这主要是由于血栓形成的三要素包括高凝状态、血管壁损伤、血液瘀滞，孕产妇全部"中招"。

高凝状态

孕期各种促血栓形成的因子升高，更容易形成血栓。而孕妈妈自身抗凝血因子蛋白 C、蛋白 S 等水平降低，所以血液更会处于高凝状态。

血管壁损伤

分娩：无论阴道分娩还是剖宫产，均会对母体造成不同程度的创口，对不同部位的血管造成损伤。

手术：手术过程中难以避免的切割、注射、插管等，都可能对血管造成不同程度的损伤。

其他：包括血管痉挛、过度伸张性撕裂伤、过力性损伤等因素。

血液瘀滞

研究发现，由于激素水平改变，孕晚期常见右侧股静脉血液流速会较孕早期最高值降低 60%，左侧则会降低 56% 左右，这就会造成血流减慢、血液瘀滞。

除妊娠本身以外，孕产妇合并其他风险因素血栓风险也更高。美国对 900 万名孕妇进行分析，发现合并易栓症的孕妇血栓风险升高 50 倍，其次是有血栓史及合并抗磷脂综合征。相对于顺产，剖宫产的孕产妇血栓风险也更高（约 2.8 倍）。

具体如何预防？

必须要强调的是，长期卧床保胎和产后卧床"坐月子"都会增加血栓风险。孕产妇本身作为高危人群，更要积极预防血栓：

（1）避免长期卧床、久坐不动，规律展开孕期运动。

（2）合理膳食，控制体重。肥胖不仅会带来其他隐患，也可能招惹血栓。

（3）多喝水、多吃新鲜水果蔬菜。尤其要注意避免脱水，当肌体"缺水"时，血容量不足，血管流速慢，血流瘀滞，容易发生血栓。

（4）根据产检动态评估风险，按需穿加压弹力袜，尤其是活动量较少、孕吐严重甚至脱水的孕妈妈。

（5）根据产检动态评估风险，在产科医生的建议和指导下适时使用低分子肝素药物。

（6）常做踝泵运动。

①屈伸动作：平卧或坐位，双下肢放松，缓慢、用力、尽最大角度地足背伸（脚尖朝向躯体，用力勾脚）及足跖屈（让脚尖朝下，用力绷脚），如此往复。

②绕环运动：躺或坐在床上，下肢伸展，大腿放松，以踝关节为中心，让脚360°绕环，尽力保持动作幅度最大。

警惕异常表现

事实上，妊娠期血栓诊断有些困难，尤其是怀孕期间孕妇下肢肿胀很常见，往往容易掩盖"血栓"的表现。

如果孕期出现下肢疼痛肿胀、两腿围相差2厘米以上、下肢红斑、皮肤温度升高等，建议及时就医，警惕血栓的发生。如果孕期或产后出现胸痛、呼吸困难等情况，也需要立即来医院排除肺栓塞。

（朱好）

早孕反应怎缓解？

小红是一名 32 岁的准妈妈，她发现自己有了第一胎后感到非常兴奋和期待。然而，几天后，她开始感到恶心、呕吐、食欲缺乏、疲倦和嗜睡。这些症状使她感到不适，无法集中注意力，甚至影响

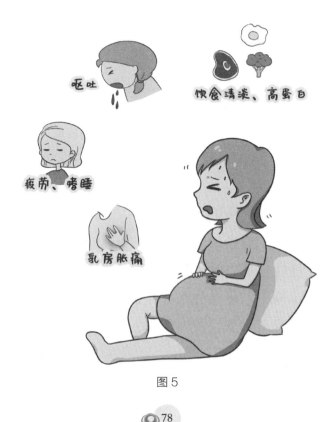

图 5

了她的日常生活和工作。

小红开始担心自己是否出现了一些意外的生理问题。她在互联网上搜索关于孕早期的症状，发现这些不适症状是正常的孕期反应。她开始寻找更多关于如何缓解这些症状的信息。

恶心、呕吐、厌食、嗜睡等是孕早期常见的不适症状，这些症状通常发生在孕期前 3 个月内。这是由于孕激素水平的变化引起的身体适应反应，这些反应在不同程度上影响了许多孕妇的日常生活。了解这些孕期反应的正常范围及其产生的原因对准妈妈来说非常重要，因为这些症状可能会对胎儿的健康产生影响。同时，了解如何缓解这些症状可以帮助孕妇更好地适应孕期。

因此，在接下来的科普中，我们将深入探讨孕早期的不适症状，包括如何缓解这些症状以及何时寻求医疗帮助。

孕早期的生理表现

较常见：闭经、恶心伴或不伴呕吐、乳房增大和压痛，以及尿频（不伴尿痛）、乏力疲倦。

不常见：轻度子宫绞痛或不适（不伴出血）、腹胀、便秘、烧心、鼻塞、呼吸急促、食欲增加或厌食、情绪变化、头晕、"蜘蛛痣"，以及"肝掌"（手掌上出现粉红色或胭脂样斑点、片状充血）、皮肤色素沉着增加（面部、腹部和乳晕）、睡眠困难、腰痛。

看了上述症状，你或许会发现，从头到脚的各种"不舒服"，都可能是怀孕反应。为什么会这样呢？

作为一种正常的生理反应，孕早期生理反应机制尚不明确，目前认为与体内激素水平的快速升高有关。多达 90% 的孕妇会在早孕时段感到恶心，部分人甚至发生呕吐（孕吐）。症状开始于怀孕的最初 2 个月，常在第 2 和第 3 个月最为严重，往往孕中期（14 周）

开始会好转，但部分孕妇的不适感会持续很久，极少数可以持续至分娩。

如何缓解不适？

孕吐 孕妈妈对于孕早期呕吐不必焦虑。因为这个阶段的宝宝，需要的营养还比较少。轻微的孕吐反应，可以少食多餐、细嚼慢咽，以清淡、高蛋白饮食为主，避免辛辣和油腻食物，减少刺激气味等触发因素。如果症状比较严重，出现妊娠剧吐，甚至发生体重降低、脱水的情况，则需要住院治疗。

乳房不适感 孕妈妈会明显感到乳房比平时胀，乳头也变得敏感，乳晕变大，这主要是因为妊娠期相关激素水平骤然升高所致。建议日常选择更为舒适的内衣，不要过度刺激乳房。到孕中期后，身体适应激素变化，症状会明显减轻。

尿频、便秘 少数孕妈妈会有小腹隐隐腹胀感，大便不通畅，或小便的频率有所增加，这是由于激素水平的变化使得胃肠道蠕动减慢，以及增大的子宫压迫邻近的直肠和膀胱所致。建议控制好孕期体重，均衡饮食、合理运动，为自己"减负"。便秘严重时可在医生指导下用药治疗。

腹痛 孕早期出现的轻微下腹隐痛，往往是与子宫周围解剖结构相关的牵拉痛。一般休息或者改变姿势后，能够得到缓解。如果疼痛较严重，不能缓解，甚至越来越剧烈，需要及时就诊。

嗜睡 有些孕妈妈会变得整天无精打采，睡不饱。关于嗜睡、精神不振的病因，目前尚不明确，迅速增长的性激素尤其是孕激素可能与症状相关。好好休息的同时，也要量力而行、坚持运动，为分娩做好准备。

阴道出血 约20%的孕妈妈在早孕期间出现阴道出血的情况。少量见红，问题不大，但如果出血时间长、出血量多，就可能会造成不良的妊娠结局，如流产、早产、足月前胎膜早破和胎儿生长受限等。发现阴道出血，建议及时就诊。

温馨提醒

早孕反应大多是妊娠早期激素变化和正常生理改变引起的症状，通常可以自行缓解，也并非人人都会有这些反应。如果症状越来越严重，要及时就医。此外，有这些反应不一定就是怀孕，比如很多女性在月经来潮前、排卵期也会有类似症状，及时验孕才靠谱。

（朱妤　王诚洁）

高危产科——从妊娠合并糖尿病开始

自古以来中国人似乎对新生儿体重有一种"越重越好"的执念，所谓"八斤的大胖小子"。然而在妇产科医生眼里这只能提示一件事：妊娠糖尿病。从临床来看，妊娠糖尿病发病率越来越高，几乎已经占据了产科门诊的半壁江山，而且很多母婴的不良结局与此有关。

因此，高危产科第一课，我们就来好好梳理一下这个常见的孕期合并症，以及如何避免它对妈妈和宝宝的不良影响。

我是糖尿病吗？

妊娠合并糖尿病分为2类，最常见的一类是妊娠糖尿病。这些孕妈只有孕期血糖异常，一旦分娩结束，大多数人血糖就会恢复正常。

还有一类是孕前糖尿病，孕妈本身患有糖尿病，只是怀孕前没有检查过，自己不知道而已。而怀孕又让本就异常的血糖雪上加霜。

另外，具备一些糖尿病的高危因素的孕妇，比如超重，肥胖，患有多囊卵巢综合征，高龄怀孕，或者父母姐妹患糖尿病等，在孕期可能需要多次进行筛查，以免漏诊。

控制血糖太难了，我可以不控制吗？不控制会有什么后果吗？

许多孕妈可能觉得，血糖偏高一点也没关系，或者最多就是宝宝长得大而已。然而实际上，孕期高血糖，无论对妈妈还是对宝宝都是百害无一利。

对于妈妈，血糖控制不良可能会诱发高血压，严重感染，难产、产后出血，而且产后发展成 2 型糖尿病的风险会增加 1 倍。

对于宝宝，高血糖给宝宝带来的也不仅仅是"重"这么简单，宝宝会更容易发生畸形、早产，长大后更容易发生超重和肥胖，甚至比别的孩子更容易患上糖尿病，继而影响到宝宝的后代，子子孙孙无穷匮也。这才是真的输在起跑线。

道理我都懂，可是血糖到底怎么控制？

许多糖妈妈为了控制血糖，陷入了这也不能吃那也不能吃的怪圈，甚至于不敢吃主食。实际上孕期虽然需要控制血糖，但饮食依然要以碳水化合物为主，一味控碳水，身体会调动脂肪来供能，体现在检查上就是尿酮体阳性，而酮体过高对宝宝可是有害的哦。

可是主食吃够了血糖就高怎么办？除了数量，食物种类也很重要。同样的碳水含量，血糖负荷越低，对血糖就越友好。通常来说，原型食物比精加工食物血糖负荷更低。所以可以用糙米、土豆等粗粮作为一部分主食（要注意糯米不是粗粮哦）。至于蛋糕奶茶这种食品工业产物，糖妈妈们还是自觉远离吧！

除了"管住嘴"，"迈开腿"也很重要。很多孕妈可能都被建议每天做至少半小时的"中强度运动"，但是不知道到底该怎么做。运动强度的判断，一句话：运动同时能说话但不能唱歌，就是比较合适的强度。至于运动方式，主要还是结合个人爱好和运动基础，无氧运动（举铁）和有氧运动（散步、游泳、孕妇操等）都有助于平稳血糖、合理控制体重。但是怀孕毕竟是特殊时期，跳跃这种增加盆底压力的运动和潜水、攀岩之类的极限运动还是要避免的。另外，在运动过程中，为了防止低血糖，建议随身携带一点小零食以备不时之需。如果出现了宫缩、见红或者胎动异常还是要暂停运动，毕竟控糖的目的是母婴安全，舍本逐末就不划算啦。

如果饮食控制、体育锻炼都做得足够好了，血糖还是不达标，或者血糖虽然控制到位了，但是尿酮体出来了，这种情况下就必须考虑使用药物降糖了。孕期控糖最常用的药物是胰岛素，它不能通过胎盘，所以不用担心会对宝宝产生不良影响哦。

"卸货"之后是不是就可以放飞自我了？

很遗憾，并不是。从某种程度上来说，会患妊娠糖尿病说明身体对葡萄糖的耐受能力本身就比较差，如果不加控制，一定比孕期血糖正常的人更容易患糖尿病。因为少部分糖妈妈产后会发展成2型糖尿病，所以产后6~12周一定要复查以明确诊断。即便血糖已经恢复正常，也依然需要规律的复查随访。有再生育计划的妈妈推荐至少每年复查1次，没有再生育计划的妈妈也至少每3年复查1次。这里我们鼓励有节制的饮食和规律的锻炼成为每个人的生活习惯，而不只是孕期控糖的手段。

复旦大学附属金山医院已开设高危产科门诊，如果在控糖、待产等方面有任何困扰，都可以前来咨询，我们经验丰富的产科医生会为各位孕妈悉心解答。除糖尿病外，产检有其他异常发现的孕妈们，也欢迎前来咨询，产科的医护人员都会尽力为您保驾护航。最后，祝我们每一位妈妈都顺顺利利迎来自己的小天使。

（张晓璐　刘颂平）

规范预防"艾梅乙"母婴传播，
孕育健康宝宝

这天小爱紧张兮兮地来到门诊，说出了她的担忧："医生，我确诊乙肝（乙型肝炎）'小三阳'十多年了，刚刚发现怀孕了，我这个宝宝能要吗？宝宝也会感染乙肝吗？"

仔细一问，小爱的母亲曾患有乙肝"大三阳"。小爱小时候去体检就发现乙肝"小三阳"，经过治疗，目前乙肝病毒控制稳定，肝功能良好。小爱十分担心乙肝会传染给宝宝，因此一直很焦虑。

我国是"乙肝大国"，现有的乙型肝炎患者约有一亿人。在我国，每年乙肝表面抗原 HBsAg 阳性孕妇约 100 万。乙肝是一种传染病，可经母婴传播。母婴传播指母亲在怀孕、生产和母乳喂养过程中，感染艾滋病、梅毒、乙肝的母亲将病毒传播给儿童。因此，有效阻断乙肝母婴传播对于患病妈妈孕育出健康宝宝尤为重要。

可能大家不知道的是，艾滋病和梅毒也是与乙肝传播方式相似的两大传染性疾病，均可经性传播、血液传播、母婴垂直途径传播。艾滋病、梅毒和乙型肝炎常被我们简称为"艾梅乙"。

或者有些人会觉得"艾梅乙"离我们很远。事实上，由于我国人口基数庞大，"艾梅乙"的感染病例仍在逐年增长。关于"艾梅乙"的防治仍任重道远。那么，感染"艾梅乙"的孕妈，还能生出健康宝宝吗？为了宝宝的健康，应该怎么做呢？

感染了"艾梅乙"可以生出健康宝宝吗？

感染了艾滋病、梅毒和乙肝的孕妇有生育的权利。只要按照国家规定的防治原则进行规范的防治，也可以生育出健康的宝宝。

预防"艾梅乙"母婴传播，该怎么做？

1. 艾滋病母婴传播的预防

（1）准备怀孕的夫妇都应该接受艾滋病咨询与检测。如果被艾滋病病毒感染，夫妇应该在向医生充分咨询及与家人商议后，自愿知情选择是否怀孕。

（2）每位孕妇在第一次产前保健时都应该接受艾滋病的咨询与检测。如果感染艾滋病病毒，夫妇应该在向医生充分咨询及与家人商议后，自愿知情选择是否终止妊娠。

（3）如果感染艾滋病病毒者要求继续妊娠，要到医院接受预防母婴传播服务，在医生指导下服用抗病毒药物，药物由国家免费提供。

（4）感染艾滋病病毒者即将分娩时一定要住院分娩，如果情况紧急时，一定要告知分娩医院产妇为感染艾滋病病毒者，才能在产时采取有效的防止婴儿感染艾滋病的预防措施，婴儿也要服用免费提供的抗病毒药物、接受感染状况的监测并得到婴儿安全喂养的指导与帮助。

（5）无论任何时候都要避免妈妈的血液或者体液接触到宝宝，比如说妈妈不小心损伤了皮肤，一定要尽可能避免血液或者伤口渗液和宝宝接触。

2. 梅毒母婴传播的预防

梅毒感染妇女怀孕后，应尽早到医院接受梅毒检测和规范的治疗及围产期保健指导，并在治疗后定期复查。儿童出生时接受规范的预防性治疗，梅毒母婴传播是可以被阻断的。

3. 乙型肝炎母婴传播的预防

（1）具有 HBV 母婴传播高危因素孕妇应接受预防性抗病毒治疗。治疗后发生 HBV 母婴传播的概率 <1%，即 HBV 母婴传播阻断率接近 100%。

（2）乙肝感染孕妇所生新生儿出生后 24 小时内（最好是 12 小时内，越早越好）免费注射乙肝高效价免疫球蛋白（HBIg 100IU）+ 重组酵母乙肝疫苗 10 毫克 /0.5 毫升，可以让 90% 的新生儿产生乙肝表面抗体，避免被乙肝感染。

感染"艾梅乙"可以母乳喂养吗？

1. 艾滋病病毒感染不建议母乳喂养

感染艾滋病病毒的妇女所生婴儿，无论其血液中的艾滋病病毒抗体是否为阳性，都不应由产妇本人哺乳，应采取合理的人工喂养。

2. 梅毒感染者可以规范母乳喂养

（1）感染梅毒妇女及所生婴儿接受规范性治疗及干预的同时可以进行母乳喂养。

（2）如果母亲乳头有严重破溃出血、梅毒病灶或婴儿口腔溃疡、黏膜损伤时应停止母乳喂养。

3. 乙型肝炎病毒感染者可以规范母乳喂养

（1）母亲未服用抗病毒药物，新生儿出生后按常规接种 HBIg+ 重组酵母乙肝疫苗后，鼓励进行母乳喂养。

（2）以阻断母婴传播为目的而预防性服用抗病毒药物者，建议分娩后可以立即停药，新生儿接受规范的联合免疫之后，可以母乳喂养。

（3）以治疗为目的而服用抗病毒药物者，分娩后需要继续抗病毒治疗，不建议哺乳。

（4）如有乳头皲裂、渗血或婴儿口腔溃疡、黏膜损伤者应暂停母乳喂养。

因此，感染"艾梅乙"的孕妈通过规范预防，在专科医生的指导下喂养，也能孕育出健康的宝宝。

（张佳荣　梁辉声）

妊娠准妈妈查出"大三阳"怎么办?

结婚两年的张女士准备要孩子,可是在怀孕17周时做产前肝功检查时被查出有乙肝"大三阳",这让求子心切的张女士十分焦虑,不知该怎么办才好。

妊娠合并病毒性肝炎是产科常见的传染病,对母婴影响均较大,日益受到重视。妊娠合并肝炎容易导致妊娠期高血压疾病等妊娠期并发症的发生,孕产妇病死率升高。与非妊娠的病例相比,妊娠合并肝炎更易发展为重型肝炎,尤其以妊娠晚期多见。妊娠早期合并急性肝炎易发生流产,妊娠晚期合并肝炎易出现胎儿窘迫、早产、死胎,新生儿死亡率增高。

我国约8%的人群是慢性乙型肝炎携带者。妊娠合并病毒性肝炎可表现为身体不适、全身酸痛、畏寒、发热等流感样症状,可有乏力、纳差、尿素深黄、恶心、呕吐、腹部不适、右上腹疼痛、腹胀、腹泻等消化系统症状。极少数患者起病急,伴高热、寒战、黄疸等,如病情进行性加重,演变为重症肝炎则黄疸迅速加深,出现肝性脑病症状,凝血机制障碍,危及生命。乙型肝炎病程长,5%左右的患者转为慢性。

　　孕期检查发现"大三阳"不必慌张，应尽快到医院就诊做进一步检查，包括肝功能检查，病毒量测定，肝纤维化测定、肝胆胰脾超声检查，肝脏 fibroscan 等。如果仅仅是乙肝病毒携带，其他检查未发现明显异常，可定期产检，注意肝功能变化。一旦出现上述的表现，应尽早治疗，保肝降酶，必要时应用抗病毒药物。在治疗的同时，注意休息，加强营养。应按医嘱正确使用药物，不得擅自停药。用药过程中如出现皮肤瘙痒、皮疹、腹泻、胃部不适，应及时告知医护人员。

　　对于所有乙肝病毒感染的妈妈最关心的问题："大三阳"会不会传给宝宝？刘博士给出一个令人安慰的答案：上海市公共卫生临床中心作为上海市产科肝病监护中心，在母婴阻断方面累积了大量临床经验。妇产科对乙肝母亲的宝宝实行出生 24 小时内常规联合免疫，并对每个新生宝宝开展出生后 1 年的追踪随访，母婴阻断的成功率可达 97.6%。所以，"大三阳"的准妈妈们不必过于担心，遵循正规医院医学专家的科学医嘱，同时保持良好的心态，规律作息、平衡饮食，定期产检，完全能够及时发现问题、能够最大限度地减少各种风险的发生，从而生育一个健康可爱的宝宝。

（刘敏）

助你好孕

勤数胎动 "绕" 开威胁

准妈妈小李得知肚子里的宝宝脐带绕颈 2 圈，焦虑得睡不着，忙问医生："脐带绕颈不能顺产吗？""宝宝会不会窒息？"

在产科门诊，几乎每天都要遇到这样的问题。其实，脐带绕颈并不可怕，可怕的是未及时发现胎动异常。

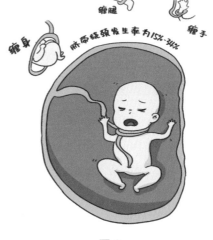

图 6

脐带缠绕知多少？

脐带绕颈一般可以通过 B 超发现。如果 B 超单上写有"颈部见 U 型 / W 型 / 锯齿状切迹"，就代表胎儿有脐带绕颈，晚期妊娠脐带绕颈发生率为 15% ~34%。脐带绕颈其实只是脐带缠绕的一种类型，只要脐带足够长，还可能绕身、绕腿、绕手。当脐带够长、羊水不少、胎儿不大且比较活跃时，在羊水里遨游的脐带就会随着胎动缠绕在胎儿的肢体上。

脐带绕颈会窒息吗?

脐带是联系母体和胎儿的桥梁,如果脐带缠绕过紧、缠绕周数过多,且脐带又短,可能使脐带受压,导致胎儿在宫内缺氧、窒息,甚至危及生命。但这只是很少一部分情况。遗憾的是,目前为止,除了可以知晓绕颈的圈数,还无法了解脐带到底绕得紧不紧,B超也不能看清楚脐带到底有多长。

如果孕周不大,胎儿还有活动的空间,那么也有一定的概率给自己"解绑"。大多数情况下,脐带绕颈并不会导致严重后果。若发现脐带绕颈,孕妇无需过分担忧,保持心情舒畅,最重要的是数好胎动,如果胎动较平常增多或减少则需要警惕。

如何数胎动?

孕28周后建议孕妇每天早、中、晚各数1小时胎动,平均每小时不少于3次,把3次计数的胎动数相加乘以4,即为12小时胎动的总数,12小时胎动应不小于10次。另外,应定期产检,通过胎心监护及B超等辅助检查手段评估胎儿在宫内的状况。如果影响到其生存,那么就需要提前分娩。

脐带绕颈了,还能自己生吗?

即使出现脐带绕颈,也并不一定要剖宫产或提前终止妊娠,具体还要看监护情况。也有很多绕颈胎儿都是经顺产出生。在产妇分娩过程中,产科医生和助产士会特别关注胎心情况,如果有特殊情况发生,也会及时处理。

(王昊　胡蓉)

必做的 5 项孕期超声检查

刚刚结婚不久的小李查出怀孕，带着紧张又兴奋的心情来到医院，面对产科医生开出的一大堆检查单子，小李犯了难，她好奇地问，"医生，这些检查一定要做吗？B 超做多了不会影响孩子吗？"

实际上，小李的顾虑也是众多孕产妇的疑虑。面对整个孕期的一系列超声检查愁眉不展，任何 1 个指标的异常都会让她们紧张不已。为此，究竟哪些超声检查是必须的呢？为什么？

在所有超声检查中，以下 5 次超声检查孕妇决不容错过。①早孕期超声（停经 6~8 周）。明确是否为宫内妊娠，判断单胎或多胎。还可以通过 CRL（胎儿头部到臀部的长度）来确定孕周和预产期。② NT〔（11~13）+6 周〕。再次核实孕周，测量 NT 的厚度，以及筛查早期胎儿结构异常。本次超声或许能发现一部分严重的胎儿结构异常。③大排畸（20~24 周）。有些结构早孕期无法显示，而中孕期就可以对胎儿严重的结构异常作出筛查。④胎儿发育监测（28~32周）。此时可以监测胎儿的生长速度、发育情况，并发现一些在孕晚期才表现的胎儿结构异常（如脑积水）等。⑤临产前的监测（37~41

周）。主要对胎儿的胎位、生长、羊水做密切监测，为分娩做充足的准备。

大排畸，筛查胎儿结构异常

大排畸需要时间长，检查项目多，检查内容一部分在胎儿前侧，一部分在胎儿后侧。检查过程中，需要胎儿活动，让医生从不同角度去观察清楚。约需要 20~30 分钟，如果胎儿不配合，则需要孕妇活动、进食。不同的切面可以观察胎儿的不同结构，分别是：胎儿头颅、颜面部、颈部、胸部、腹部、脊柱和四肢等。

大排畸对严重畸形的诊断率为 50% ~70%，未发现异常说明胎儿暂时没有发现问题，但一些小的结构异常或宫内无法判断的异常仍可能存在；发现异常或可疑，会针对这个问题进一步详细检查，以达到诊断的目的。超声检查除了可以发现胎儿结构的异常之外，还可以发现其他与非整倍体异常相关的一些软指标异常。软指标异常的特征是细微的形态学改变，往往是一过性的，多无病理意义，具体的情况还需要由产科医生做出诊断。

产前超声，检测胎儿生长发育

产前超声主要是观察和判断胎儿形态、大小和结构。一种疾病会造成胎儿形态或生长异常，超声则有可能诊断；不会造成胎儿形态或生长异常的疾病，超声通常都不能诊断出来。比如，不少染色体疾病不表现为胎儿结构和生长异常；单基因遗传病鲜有胎儿结构异常；造成功能性异常的神经发育迟缓、孤独症及小儿多动症等，孕期都难以诊断。

临产前检测，为分娩保驾护航

生长指标的各项数据反应胎儿的具体生长情况，胎儿各径线可能不在相同水平，但只要是正常范围就行了。①顶臀长。由于早孕期生长迟缓很罕见，所以主要用来确定预产期。②双顶径。可以简单地理解为胎儿头的宽度，但臀位时双顶径可能会偏小。③头围。不受胎位影响，所以用来判断胎儿生长可能更准确些。④腹围。主要用来判断胎儿生长，胎儿生长受限首先表现的可能是腹围生长偏小。测量易受旁边器官影响，晚孕期测量误差大。⑤股骨长。主要用来判断胎儿生长情况。

（沈婕）

科学保胎，切勿盲目

为了腹中的宝宝能够平安顺利降临，孕妈妈小李刚怀孕就开始焦虑起来，偶有腹胀感，就因为担心流产而去医院就诊，要求打针、服药，甚至还网购了许多保健品。但这些措施是否真的有效呢？

阴道出血，是否要保胎？

孕妈看见阴道出血，第一反应就是："肚子里的宝宝还好吗？"

其实，阴道出血是妊娠阶段的常见现象。孕早期阴道出血相对常见，除先兆流产、妊娠丢失（自然流产）外，往往源于妊娠着床的正常生理过程。当然，还要排除危险的"宫外孕"。而孕中期和晚期阴道出血也偶有发生，除为临产先兆外，也好发于宫颈机能不全、前置胎盘和胎盘早剥等疾病。

有临床研究指出，病情稳定的先兆流产、先兆早产患者，在住院保胎和门诊随访两种情况下的疗效没有显著差别。

因此，孕期发现阴道流血，不要慌张，应该及时去医院，请医生协助排查，首先明确病因，很多时候并不需要保胎。

孕期腹痛，是否要保胎？

孕期腹痛的原因很复杂，而子宫增大、器官位置变化、腹壁松弛等因素，导致查体、定位更难。某些孕期的生理学变化，比如孕早期子宫圆韧带的正常拉伸可能会引起轻度盆腔痛，孕晚期正常胎动、间歇性假性宫缩、子宫增大、临产等，都与腹痛有关。此外，其他内外科疾病也会引起腹痛。

可以说，腹痛无小事，原因很复杂。建议早就诊、早治疗，主要目的是为治病，而非保胎。

孕酮低，是否要保胎？

防治流产和辅助生育技术相关的孕激素补充虽然非常流行，也确实可以取得良好的疗效，但因检测黄体功能的技术有限，孕激素剂型剂量存在差异，在具体疗效方面其实还存在不少争议。

通常建议，除早孕期和晚孕期先兆流产、复发性流产再次妊娠、助孕周期的适应证外，孕激素补充依然要慎重。孕激素在妊娠早期的分泌呈现脉冲性，波动很大，即使测到孕酮数值低，也并不能说明胚胎发育异常。也就是说，孕酮低不一定需要保胎，孕激素补充虽然有用，仍需医生的综合判断。

保胎是否就得躺着？

有些孕妈可能会这样想："孕期多躺平休息总没错吧？"

我国早产临床诊断与治疗指南明确指出：尚无证据支持"卧床休息"是早产的有效预防方法。"躺平保胎"不仅收益不大，还会加大静脉血栓栓塞、骨质疏松、肌肉失用性萎缩风险，影响心肺功能和消化功能等。

只有明确是腹痛伴阴道大量出血且鲜红、已存在胎膜下或绒毛下血肿、前置胎盘并有阴道出血症状、宫颈环扎术后、胎膜早破等情况，才建议减少活动。即便是这样，卧床休息也不等于"躺平"，还需要家人按摩及孕妈自己做踝泵运动。一怀孕就不想动，只想"躺平"，并不可取。

保胎是否就要多补？

不少孕妈认为，孕期要多吃、吃好，除日常饮食，还会选择各种营养保健品进补。其实，除妊娠糖尿病要控糖、妊娠期高血压疾病需要控盐外，孕期营养均应注意适量、均衡、多样化，并不需要额外补。

现在反而是营养过剩的孕妈太多，须知孕期多躺、多补的快乐，可能会带来胎儿过大、分娩不顺、减肥艰难的痛苦。

总之，流产、早产成因复杂，而盲目保胎不仅无效，甚至可能反受其害。至于民间各种"保胎方""保健品"，更是要远离。是否保胎，需要专业的评估和诊断，也需要个性化保健和处理。

（王诚洁　朱妤）

左侧卧位让母婴更安睡

怀孕 25 周的小米最近发现晚上睡觉的时候宝宝动得厉害，尤其是侧卧的时候。但是网上看资料说左侧卧位对孕晚期比较好，所以基本采用朝左侧的睡姿，难道这种做法不对吗？

相信很多孕妇都听过"因为子宫右旋，孕晚期要左侧卧睡"的说法。那么，子宫右旋到底是什么？子宫右旋的孕妇必须选择左侧卧睡吗？

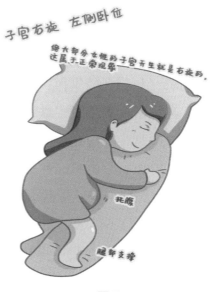

图 7

子宫"跑偏"正常吗？

子宫位于骨盆腔中央，夹在膀胱与直肠之间。一般来说，由于左侧有乙状结肠和直肠占着位置，所以子宫被挤着歪向了右边，呈稍微向右旋的状态——这就是所谓的"子宫右旋"。可以放心的是，绝大部分女性的子宫天生就是右旋的，这属于正常现象。

孕期侧卧到底该朝左还是右？

怀孕过程中，随着子宫的增大，右旋的情况会加剧。这时，子宫的血管也跟着被牵拉向右，处于绷紧的状态，越是紧绷，血液越难通过，最后便会造成子宫和胎盘的血供受阻。左侧卧位时，改变了子宫右旋的状态，绷紧的血管得到放松，供血量便会增加，也因此更有利于胎儿的生长发育。

子宫后方有一些重要的大血管，如腹主动脉、髂内动脉、下腔静脉等。这些血管是准妈妈最重要的血液循环通道。比如，动脉可以为子宫和胎儿提供血液，而静脉则负责将双下肢、盆腔和腹腔的血回收至心脏。孕晚期随着胎儿长大，子宫的体积和重量也越来越大，如果不注意睡姿，极易对血管造成压迫。比如：压迫动脉，影响子宫和胎盘的供血；压迫静脉，则阻碍血液回心，引起下肢水肿。当孕妇左侧卧时，减轻了子宫对血管的压迫，血流通畅。一方面可以给胎儿输送充足的氧气和营养物质；另一方面还能缓解下肢水肿，增加回心血量。在临近预产期时采取左侧睡，有助于改变胎位，使胎头顺利地沿骨盆下降，减少难产的发生。

左侧卧位不需后背完全垂直床面，只要左侧 30 度角即可。建议孕妇购买长条枕头或 U 形枕，垫在左侧身下，但是不必整晚都保持左侧卧位，调整姿势直到感到舒服就行。

左右侧卧该怎么选？

以下两类孕妇要尽量左侧卧位。①高血压患者采取左侧卧位可以改善血液循环，增加回心血量，改善大脑供血，防止抽搐。②下肢浮肿的孕妇，采取左侧卧位可以促进水肿消退。此外，适当散步、腿部按摩对防治水肿也很有效。

除此之外，还有两类孕妇应避免左侧卧位。其一是心脏功能不全者。人的心脏通常在左侧，如果孕妇心脏功能不好，左侧卧位时可能压迫心脏，引起不适，轻则影响睡眠，重则可能危害母婴健康。其二是子宫左旋者。子宫右旋的孕妇采用左侧卧位可以获得很多好处，但每个人的子宫和血管位置有所不同，只有极少部分人是天生的左旋。若是子宫左旋者采取了左侧卧位，反而会加重孕妈妈的不适，影响子宫和胎盘的血供。孕中期行 B 超畸形筛查时，报告上会提示子宫是右旋还是左旋，孕妇可以留意一下。

（贺木兰）

"害喜"的真相

小云从谈恋爱开始就是吃货一枚，结婚后仍不改吃货本色，谁知她怀孕后，看着家里一桌子平日爱吃的晚餐，一口都吃不下，闻到餐馆飘出的香味居然恶心想吐，勉强吃几口进去连胃酸都要吐出来。虽然知道这是"害喜"，但她没想到"害喜"会这么厉害。这正常吗？会影响宝宝生长吗？

所谓"害喜"，就是早孕反应，影视剧中常见的头晕、疲劳、食欲缺乏和呕吐等都在此范畴。早孕反应的成因很复杂，主要可能与妊娠引起的激素急剧下降有关。这并不是一种疾病，只是一种孕早期常见的生理反应。

什么时候"害喜"才能结束？

一般来说，早孕反应会出现在停经 6 周左右，甚至更早。通常孕 9 周时最为严重，在孕 12 周左右便会逐渐消失，孕妇的胃口也会慢慢变好。当然，每个人的情况都会有所不同，甚至有 10% 的孕妇在整个妊娠期都存在恶心、呕吐的不适情况。

"害喜"会损害健康吗？

早孕反应的程度和胎儿健康、孕妇身体素质、胎儿性别等均无关联。不过，早孕反应中有一个"小恶魔"需要所有孕妇提高警惕，那就是"妊娠剧吐"。所谓"妊娠剧吐"，就是指持续性恶心、呕吐，剧烈到脱水、尿酮检测阳性，甚至发生酸中毒的程度。

"妊娠剧吐"的孕妇如果没有及时住院治疗，可能会导致嗜睡、意识模糊，严重者甚至昏迷、死亡。若得不到持续治疗，也可能会影响胎儿的存活，引起严重并发症如 Wernicke 脑病，即使治疗后死亡率仍高达 10%，未经治疗者死亡率更高达 50%。所以，如果孕妇出现持续性的强烈呕吐，无法进食进水，体重下降超过 5%，出现明显的消瘦、皮肤干燥、眼球凹陷、尿量减少等，切忌拖延，应做好防护后立即前往医院就诊。

"害喜"如何治疗？

对于"妊娠剧吐"的治疗，很多孕妇都存在一定的疑虑，担心去医院后用药会对胎儿造成影响。目前，治疗"妊娠剧吐"主要以补液支持治疗为主，辅以一些对胎儿无害的止吐药物。这些治疗方法能安全有效地帮助到大部分孕妇。

症状比较轻的孕妇，也可以进行家庭治疗。①找到自己早孕反应的规律。②避免接触容易诱发呕吐的气味或食品。③早晨避免空腹。④鼓励少食多餐、饮食清淡、两餐之间饮水。⑤早孕期无须特别进补。

早孕反应只是孕期旅程中的"小关卡"，孕妇对它不可过度轻视，但也不必过度忧虑。

（黄云柯）

顺产需满足哪些条件？

28 岁的刘女士即将迎来人生中第一个宝宝，开心之余，她的内心也充满担忧，"到时候我是顺产还是剖宫产呢？听说后者恢复慢，而且影响宝宝健康，但是顺产也不那么容易，应该如何选择呢？"

对此，医生表示，究竟以何种方式生产，需要结合妈妈的具体情况进行专业评估。

顺产是一个生理过程，胎儿的颅骨和躯体在顺产时经过阴道的自然挤压，刺激胎儿中枢神经，有利于出生后神经运动更好地建立；子宫有节律的舒缩，挤出呼吸道内的羊水和黏液有利于胎肺成熟和出生后呼吸的建立。因此，顺产的孩子一定程度上能够拥有更强健的体魄。那么，顺产需要满足哪些条件呢？

顺产不是想顺就能顺

哪些情况应慎重顺产？

（1）完全性前置胎盘。

这是前置胎盘分类中最严重的一种，生产时胎盘易先于胎儿而出，容易造成脐带断裂，造成胎儿窒息等危险。前置胎盘也是妊娠晚期出血的主要原因之一，严重威胁母子的生命安全。

（2）急性缺氧。

胎儿发生急性缺氧，短时间内不能成功顺产等情况，就不要再有顺产的执念了，听从医生的建议是最稳妥的办法。

（3）胎儿偏大。

对于偏大的宝宝，一般情况下胎儿体重估计超过 4.5 千克是绝对的剖宫产指征。没有达到这个分量的可以由医生评估妈妈和宝宝的具体情况来给出建议，当然也要听取妈妈自身的意见。

（4）特殊情况。

对于那些前一胎经历过剖宫产而这一次又想体验顺产的妈妈，也需要由医生来进行专业的评估。

顺产要满足三个"不能"

1. 骨盆不能太窄

决定顺产的 1 个因素，便是产道，一般指骨产道（骨盆）。骨产道是 1 个仅 8~9 厘米，形态不规则的椭圆形弯曲管道，分为 3 个部分：即骨盆入口、中骨盆、骨盆出口。建档时，每位孕妇都会测量骨盆径线，判断骨盆类型。骨盆大小直接决定着是否能经阴道顺产。如果骨盆狭窄，则易导致分娩困难。建议让医生重新评估骨盆情况及胎儿大小。如果宝宝偏大、骨盆偏小，不建议经阴道试产。如果屁股大，同时伴有骨盆大，是可以尝试顺产的，但如果仅仅是脂肪多，那就不一定能顺产了。另外，骨产道大小是天生的，并不能通过训练改变。产道条件的判断，交给医生即可，妈妈只要定期产检，无需过分担忧。

2. 胎儿体重不能过重

"医生，我宝宝有点大，能顺产吗？"这是许多孕妇的疑问。胎儿长得过快，往往与孕妈妈管不住嘴、迈不开腿有关，特别是到了妊娠晚期。临床上，大多数难产的主要因素不是因为骨盆测量异常，而是因为胎儿较大或者过大，使原本正常的骨盆人为地变得狭小，造成难产。建议产检时咨询医生，做好孕期体重管理。同时，避免过度控制。如果宝宝出现胎位不正或胎儿畸形等情况，都会影响正常分娩过程，导致难产。

3. 产力不能不足

宝宝能否顺利娩出，还取决于产力，包括子宫收缩力、腹肌及膈肌收缩力和肛提肌收缩力。产力越强，生产过程越顺利。是不是力气越大越容易顺产？平时如何锻炼腹肌、膈肌及心肺功能？身体机能的提升在于坚持，即注重运动、健身的女性，孕期仍可规律、适量的运动，如步行、慢跑、游泳、骑动感单车等。目前，步行是妊娠期最常用、最安全的方法。推荐每天步行运动持续 20~60 分钟。孕妇平时注意休息，并监测胎动，正常进食 30 分钟后再开始运动，尤其孕前久坐不动的女性。平时缺乏运动的孕妈妈也不必过于焦虑。产力最重要、最关键的决定因素在于宫缩力。分娩发动后，有节律、有间歇、有强度的宫缩才有可能保证顺利分娩。产床上，即使感觉自己使不上力气，也不要放弃，自始至终都要相信自己，相信宫缩的力量，听从医生或助产士的指挥。

（李玫蓉　徐常恩）

"过期"的胎儿危险吗？

准妈妈小唐的预产期已经过了 4 天，门诊中她焦虑地问医生："宝宝已经'过期'了，再等下去，会不会越来越危险？"

事实上，这是很多准妈妈的心声。那么，什么是过期妊娠？过期妊娠的发生率约为 2%，确实存在很多危害，比如引起宫内感染、胎盘功能不全或脐带受压等，均可导致胎儿缺氧、窒息和胎粪吸入，这些因素将进一步促使围产期胎儿死亡率增加。而且，过期妊娠会引起胎儿过度生长，导致孕妇分娩更加困难，难产风险更大。

"过期"其实并不是指过了预产期，过期妊娠的准确定义是指从末次月经来潮第 1 日起，妊娠 ≥ 42+0 周（即 42 周 ＋ 0 天）或 294 日。所以，小唐的情况并不是过期妊娠，仍属于正常妊娠时间范围，可以安心待产。

时间到了不"动"怎么办？

预产期其实只是估计大概分娩的日子。预产期从末次月经来潮开始计算，妊娠 280 天就是孕 40 周。由于每位准妈妈的月经周期不同、估算孕龄的方法差异，以及胎儿成熟的速度与自然分娩的时机存在自然生物性差异，宝宝出生的时间就会有早有晚。只有4%的妊娠女性会在预产期分娩，大多数孕妇往往在预产期前后2周分娩，所以超过预产期也是正常的情况。在无医学指征的情况下，过早进行干预反而会适得其反，增加剖宫产和其他不良妊娠母体结局的概率，还会增加住院费用。

预产期过后，医生会增加孕妇产检的频次，准妈妈也需要耐心等待，并保证适量的活动以促进产程发动，但应避免采用高危运动、喝催生茶及敲击腹部等尚无明确科学证据的方法，防止发生意外。

迟迟没动静是否等待？

孕妇和胎儿状况都良好的情况下，妊娠达到41+0周（即41周+0天）时，医生会建议进行医学干预诱导分娩，而不是继续等待，尽量在42周前完成分娩。根据胎儿宫内状况、胎儿位置和大小，以及宫颈成熟度综合分析，医生们有多种诱导分娩的方法，主要有缩宫素静滴引产、人工破膜、放置宫颈球囊或前列腺素类药物等，帮助孕妇发动产程，促进阴道顺产。与继续等待相比，诱导分娩的围产期胎儿死亡率更低，也不会增加剖宫产的风险。

当出现以下情况时，建议孕妇不要等待。当孕妇因为合并内外科疾病而出现妊娠并发症或胎儿因素需要提前终止妊娠（如孕妇患有高血压、糖尿病、肾脏等疾病，或胎儿生长受限、胎膜早破，或在等待过程中发现孕妇羊水过少、生化或生物物理监测指标提示胎盘功能不良等产科指征）时，医生认为继续妊娠风险高于分娩风险（可能出现母婴并发症）时，则需要在预产期前甚至更早的孕周进行诱导、发动分娩或者剖宫产。

预产期过后，孕妇应配合医师按时产检，做好自我监测，认真数好胎动。在接下来的1周内期待自然临产，在医生的指导下适时完成分娩，尽量避免过期妊娠。

（程琰）

孕育健康宝宝，养分不能少

25 岁的丁女士最近胖了不少，因怀孕，婆婆每晚都会为她煲鸡汤，公公每天清晨都会为她做一锅鲫鱼汤，说这样可以补钙。家人每天想方设法为她补充营养，生怕在孕早期，胎儿无法获得充足的营养补给。那么对胎儿而言，究竟有哪些微量元素需要补充呢？

"多哈理论"（DOHaD）认为，包括胚胎期的生命早期状态决定了人一生中的代谢模式和疾病风险。常言道，别让孩子输在起跑线上。对胎儿而言，他们的起跑线就是孕期的"养分"供给，即各种微量元素的补充。今天，就为大家全面介绍微量元素家族中的主要成员们。

叶酸

可大幅降低胎儿神经管畸形的发生率，预防新生儿出生缺陷。对于分娩过神经畸形胎儿的孕妇，特别需要补充。来源主要为叶酸补充剂（从备孕开始至孕 3 个月都需要补充）。绿叶蔬菜、豆制品和肉类等也含有叶酸，但是利用率比较低。

碘

预防"呆小病"的发生。碘是合成甲状腺素的重要原料，碘缺乏必然导致甲状腺激素减少，造成胎儿发育期大脑皮质中主管语言、听觉和智力的部分不能得到完全分化和发育。呆小病患儿尚无特效的治疗方法，因此必须重视预防。缺碘地区的妇女在怀孕以后，应多吃一些含碘丰富的食物，如海带、紫菜等，并坚持食用加碘食盐。

锌

锌是正常生长所必需的元素，重度锌缺乏会导致生长受限，观察性研究显示，锌补充剂可增加新生儿的出生体重。为防止缺锌，妇女在怀孕期间不应偏食。大多数食品中都含有一定量的锌，如瘦肉、肝、蛋、奶制品、可可、莲子、花生、芝麻和胡桃等食品，但以动物食品更为丰富。另外，孕前及孕期还须戒酒，否则酒精会增加体内锌的消耗。

锰

研究表明，缺锰可造成显著的智力低下，特别是妇女在妊娠期缺锰对胎儿的健康发育影响更大。实验表明，母体缺锰会使后代产生多种畸变，尤其对骨骼的影响最大，常出现关节严重变形，而且死亡率较高。一般来说，以谷类和蔬菜为主食的人不会发生锰缺乏，但由于食品加工得过于精细，或以乳品、肉类为主食时，则往往会造成锰摄入不足。因此，孕妇应适当多吃些水果、蔬菜和粗粮。

铁

铁对胎儿、胎盘发育和母体红细胞量增加都是必不可少的。人体如果缺铁就会出现低血色素性贫血。妇女在妊娠 30~32 周时，血色素降至最低，可能造成"妊娠生理性贫血"，铁对胎儿脑部发育有重要作用。可通过食物补铁，铁有两种膳食形式，即血红素铁和非血红素铁。生物利用度最高的形式是血红素铁，可见于畜肉类、禽肉类和鱼类。动物性食物中 60% 的铁和植物性食物、强化谷物及补充剂中全部的铁均为非血红素铁，其生物利用度较低。富含维生素 C 的食物或肌肉组织（畜肉类、禽肉类和海产品）可促进非血红素铁的吸收，而乳制品、咖啡、茶及可可的摄入则会抑制其吸收。缺铁性贫血的孕妇应在医生的指导下配合使用铁剂。

胆碱

胆碱是一种必需营养素，会从母体快速运输到胎儿。能否获取充足胆碱对中枢神经系统的发育至关重要，有证据表明它可影响婴儿的认知功能。妊娠女性应从食物和补充剂中摄入足量的胆碱。蛋类、肉类、鱼类和乳制品是胆碱的良好来源；植物（如海军豆、球芽甘蓝、西兰花和菠菜）也含有胆碱。

钙

在妊娠期（主要是妊娠晚期），胎儿骨骼发育需要大约 30 克钙。这一需求量在母亲体钙总量中所占比例相对较小，如有需要，可很轻松地从母体储备中动员出来，其来源主要为奶制品、豆制品和深绿色蔬菜。

维生素 D

促进钙的吸收。在自然食物中很难找到维生素 D，主要靠户外运动和晒太阳来获取，如果户外运动很少，可以在医生的指导下服用补充剂。

一般情况下，在正常的饮食中都能找到上述 8 种养分的身影。一旦过度进补，盲目进补，身体自然会发出警告。孕妇补充营养还是要适度，合理健康的饮食最为关键。对于孕期所需的大部分营养素，优先推荐从食物中获取，如遇特殊情况还需寻求专业医生的指导。

（傅储）

处方笺

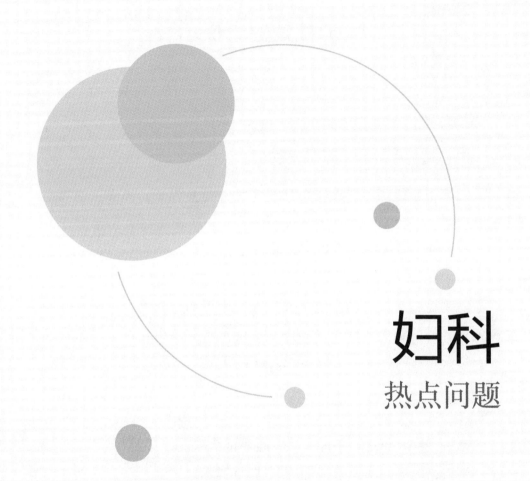

妇科
热点问题

医师：＿＿＿＿＿＿＿＿＿＿

临床名医的心血之作……

妇科常识

呵护私处健康提示

近期阴雨绵绵，陈女士的阴道炎又开始发作了。陈女士满面愁容地坐在诊室里："医生，一到梅雨季节，就没法在太阳下晒干衣物。我的阴道炎就会犯，下面痒起来难受极了。我该怎么办啊？"

一到梅雨季节，阴雨绵绵没法在太阳下晒干衣物，一些女性朋友们就开始阴道炎发作了。该怎么办呢？本文给出建议，希望女性朋友每天贴身内裤穿得更健康，远离阴道炎。

内裤健康，注意五点

第一，穿着舒适，不能太紧，也不能太松。

第二，内裤材质要选择棉质、透气的。

第三，颜色选择浅色系，一旦分泌物有异常，就容易观察到。

如果实在喜欢穿深色系的内裤，最好选择内侧裆部是浅色的款式。

第四，换下来的内裤不要马上浸泡在热水当中。

很多人喜欢用热水烫洗内裤，认为这样能杀菌消毒。其实，即使用开水杀菌消毒，也不是"烫一下"就成的，需要煮一段时间才行，所以别指望没到100℃的热水能够消毒。而且这样做反而有害。这是因为，私处的分泌物中含有蛋白物质，在热水中容易凝固，粘在内裤上，反而不容易清洗。所以，清洗内裤时建议放在室温水中浸泡，然后用手搓洗，用常规的清洗剂即可，也可以加点内衣消毒液。洗完之后在自然光下晾晒。

第五，内裤要每天一换。有条件的话，穿3个月就可以换一批新的。

外阴瘙痒，找对原因

阴道炎一般会引起外阴瘙痒，但并非痒就是阴道炎，判断原因、对症治疗很重要。

外阴瘙痒常见原因包括：

（1）洗浴用品刺激，如使用肥皂、洗剂等引起的外阴皮肤刺激。

（2）外阴阴道炎，如霉菌性外阴阴道炎、滴虫性阴道病等。

（3）外阴皮肤疾病，如外阴色素减退性疾病硬化性苔藓、湿疹等。

（4）阴虱、过敏、外阴癌及癌前病变等。

如果自己无法判断，建议到医院就诊，一般医生会询问病史、进行体格检查，再按照需要做白带化验等。

有初步判断后，就可以对症治疗。

（1）刺激或过敏引起的瘙痒：及时远离过敏原，再做抗过敏治疗。

（2）感染引起的瘙痒：滴虫感染，常用甲硝唑；霉菌感染，常用克霉唑、氟康唑等。药物剂型包括口服药片、用于阴道的凝胶或乳膏等。

（3）阴虱引起的瘙痒：剃干净阴毛，内裤和贴身衣物、被褥要煮洗，局部可外用1%马拉硫磷粉剂涂擦。需注意的是，配偶也要治疗。

得了阴道炎，代表生活混乱吗？

一些女性发现阴道炎后，会感到羞耻，哪怕痒得难受也不愿去医院，宁愿自行用药。其实，正如之前所述，引起瘙痒的原因有很多，自行用药很可能药不对症，反而越来越严重。

要强调的是，绝大部分阴道炎并不是性病。很多时候由于频繁清洗阴道、自身抵抗力低等原因，都可以引起阴道炎。另外，衣物混洗、同用浴盆等，也可以传染滴虫性阴道炎。没有性生活的女生，也可能得阴道炎。所以，得了阴道炎并不代表生活混乱，也不代表不爱干净。

（邹世恩）

为何阴道炎总反复?

27 岁的小文同房后不久出现下身瘙痒,让她坐立难安。听同事小王说这个现象可能是阴道炎发作,附近药房就可以买到药。于是,小文听从同事小王的建议,来到药房买了抗菌药物以及冲洗剂,根据说明书开始用药并坚持每天冲洗。用了 2 天后,小文觉得症状有所缓解,便不再用药了。没想到,过了 1 个月,小文又出现之前的症状,这次比之前的症状更明显,奇痒无比,她决定去医院看看到底怎么回事。

擅自用药

滥用抗菌药物会破坏阴道正常的菌群,不仅不能治疗炎症,反而会破坏阴道的菌群,加重炎症,千万不要擅自用药。

不注意卫生

念珠菌性阴道炎患者,需要注意外阴的清洁卫生,可用开水烫洗内衣、内裤,然后放于有光照、通风的地方晒干。

擅自停药

有一些患者，用药两三天，症状消失了，想着抗菌药不能多用，就自己停药，这样恰恰给了相对耐药的病菌机会。敏感的病菌死得差不多了，没有竞争对手，耐药病菌就开始疯狂生长、"夜夜笙歌"，下次再发病，就没那么容易灭菌了。阴道炎用药的天数和巩固疗程都是根据病原体特点制定的，所以一定要去医院、遵医嘱，足量、足疗程用药！症状治愈之后，一般建议连着两个月经周期，待月经干净后复查，必要时还需要用药巩固治疗，这样才能达到彻底治疗的目的。此外，我们建议夫妇同治，以达更好疗效。

（顾彧）

这种囊肿，千万别乱治

小钟拿到体检报告后满脸愁容，因为妇科超声提示卵巢囊肿。一连串的问题涌上心头——"医生，什么是卵巢囊肿？会是不好的毛病吗？""会不会癌变啊？能不能切掉？"

其实，卵巢囊肿在门诊很常见，但乱治疗、瞎操心的更多。

生理性囊肿与病理性囊肿

卵巢囊肿分为生理性囊肿和病理性囊肿，二者性质完全不一样。

生理性囊肿的形成与生理周期有关，需要在生理周期的第5~7天（是从月经来的第一天算起）复查妇科超声。如果囊肿消失，那么往往是生理性囊肿，对人体没危害，不用治疗。

病理性囊肿则会持续存在。医生一般会建议抽血检查肿瘤标志物，以大致判断囊肿是良性还是恶性的。但是，囊肿性质最终只能通过手术将囊肿取出、送病理检查才能确定。

病理性卵巢囊肿是否需要手术？

病理性的卵巢囊肿到底要不要手术呢？这需要综合判断，这些情况建议手术：

（1）持续存在3~6个月，直径大于4厘米的卵巢囊肿。

（2）肿瘤标志物远远超出标准值，无论囊肿大小，均建议尽快手术。

（3）卵巢囊肿内见实质样或乳头样结构的。

（4）短期内卵巢囊肿增长较快。

（5）卵巢囊肿破裂或蒂扭转等引起急腹症。

（6）绝经后出现的卵巢囊肿。

对于没有手术指征、小于4厘米、肿瘤标志物正常的卵巢囊肿，可暂不手术。建议每3~4个月随访B超，每半年随访1次肿瘤标志物。

卵巢囊肿术后是否复发？

手术之后，人们往往担心是否会复发。是否复发主要是根据卵巢囊肿性质而定。良性卵巢囊肿也有很多种性质之分，比如浆液性囊腺瘤、黏液性囊腺瘤、内膜样囊肿、畸胎瘤等。对大部分的卵巢囊肿，如浆液性囊腺瘤、畸胎瘤等，复发概率较低，即使复发，往往生长速度也较慢。对黏液性囊腺瘤，术后较易复发，但术后无有效药物控制复发，定期随访超声即可。对内膜样囊肿，复发概率很高，术后需要后续用药并长期管理随访。

卵巢囊肿是否癌变？

也有很多人会提出另一层担心：囊肿会癌变吗？其实，卵巢囊肿发生癌变的概率很低，但是随着年龄的增加，癌变的概率会增加。如果发生这些情况，考虑可能发生癌变，需尽快就医手术治疗：

（1）卵巢囊肿短期内迅速增大。

（2）肿瘤标志物超出标准值3倍以上。

（3）卵巢囊肿性质发生改变，内见实质样或乳头样结构。

（张宁　华克勤）

"大姨妈"痛得直打滚，当心"巧囊"来偷袭

　　王女士近日到医院就诊，说自己每个月来"大姨妈"那几天都痛得在床上直打滚，想撞墙，想打人，恨不得把子宫切了。经过检查，医生告诉她，痛经可能是卵巢子宫内膜异位囊肿（简称"巧囊"）惹的祸。王女士问医生："我得"巧囊"是因为巧克力吃多了吗？"

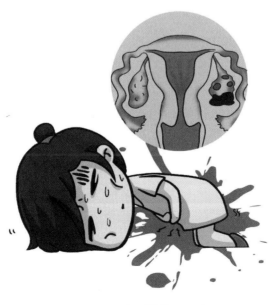

图8

"巧囊"是子宫内膜异位症的一种常见类型。通俗点来讲，"巧囊"就是子宫内膜本来应该老老实实待在子宫里的，结果由于种种原因跑到了别的地方，最常见的就是跑到了卵巢里。这"离家出走"的子宫内膜会随着月经周期而发生出血，但出的血却没有通道排出，只好囤积在卵巢里。陈旧的血液越来越稠厚，就会慢慢形成结节样病灶，在卵巢上形成囊肿。

得"巧囊"是巧克力吃多了吗？

"巧囊"和我们吃的巧克力没有任何关系，只不过是这个病灶长得特别像巧克力酱，所以才有了这个俗称。

为何生育期女性"巧囊"高发？

25~45 岁，生育少的、晚生育的妇女"巧囊"的发病率明显高于生育多的或者生育早的妇女。"巧囊"有很多种临床表现，症状与月经周期密切相关。主要症状包括疼痛、盆腔疼痛、盆腔肿块、月经异常、不孕等。不过，有 25% 的患者无任何症状。

为什么"巧囊"会引起不孕？

引起不孕的原因很复杂。"巧囊"是良性肿瘤，但可在卵巢侵袭性生长，影响卵巢功能，导致排卵障碍和黄体形成不良。"巧囊"多伴有盆腔其他部位的内膜异位病灶，引发盆腔输卵管粘连，输卵管通畅程度和运输功能受影响，盆腔微环境改变影响精卵结合及运送。免疫功能异常导致子宫内膜抗体增加，而破坏子宫内膜等。

有"巧囊"就得做试管婴儿吗？

是不是所有的"巧囊"患者都应该马上去做试管婴儿呢？也不是。"巧囊"患者可先进行腹腔镜检查，并做内异症生育指数评分。

对于年轻、轻中度内异症、腹腔镜探查内异症生育指数评分 ≥ 5 分者，可于术后在医生的指导下自然试孕。如果未孕，建议行促排卵加宫腔内人工授精 3~4 个周期治疗。

试管婴儿成功率的高低与病情的严重程度以及年龄有很大关系：病情较轻的"巧囊"患者试管成功率与无"巧囊"的女性相似，但病情严重的患者因为卵巢储备能力通常更差、生成的可获取的卵母细胞更少，导致成功率下降。年龄增长是卵巢储备能力下降和试管成功率降低的关键因素。

"巧囊"术后会复发吗？

小于 4 厘米的"巧囊"可短期随访或者药物治疗。药物治疗包括非甾体消炎药、短效口服避孕药、宫腔置曼月乐等，以及孕激素类药物治疗。对于那些病灶较大且药物治疗效果不好的患者，可选择手术治疗，首选腹腔镜手术。切除范围包括切除病灶，保留卵巢和子宫，或者将子宫和卵巢一并切除。具体情况需要根据患者的病情、年龄，是否有生育要求等方面来评估。

"巧囊"是所有良性卵巢肿物中复发率最高的。手术虽有诸多优点，但绝非一劳永逸。复发率随术式的不同而有所差异，但均存在复发现象。手术 + 术后药物联合治疗，可以有效降低复发率。

（刘惜时）

女性过度肥胖，警惕子宫脱垂

27 岁的萌萌（化名）因为失恋而暴饮暴食，两年来体重暴增 40 多斤。这不但让萌萌更加自卑，同时还让她的身体出现了异样——阴道口似乎有一块肉摇摇欲坠，腰部很酸，下腹部常有坠胀感。前往当地医院就诊后发现，萌萌的子宫已经脱到了阴道口外，属于 3 度子宫脱垂。这是怎么回事呢？

正常子宫是由盆底肌肉群、筋膜和韧带等构成的复杂盆底系统支持的。如果盆底支持薄弱，子宫就可能失去支撑，顺着阴道"掉"出来。妊娠、阴道分娩、多产、衰老、肥胖、慢性咳嗽及便秘都可能是子宫脱垂的元凶。所以，大部分患者都是产后新手妈妈和老年女性，而萌萌的子宫脱垂则与肥胖密不可分。

盆底疾病 MDT 优势显著

揣着"难言之隐"的萌萌来到复旦大学附属妇产科医院。医院普通妇科副主任陈义松主任医师考虑到萌萌今后的生育需求，建议她先进行盆底疾病 MDT（即"多学科会诊"）。"年轻的未婚未育脱垂患者很少见，若按照常规治疗方式切除宫颈则会导致宫颈机能不全，日后会增加流产的风险，因此，手术要慎之又慎。"陈义松说道。

在萌萌申请了盆底疾病 MDT 后，妇科、影像科、肛肠外科及心理科的多位专家，分别根据萌萌的病情给出了专业的意见和建议。尽管萌萌病情十分严重，但影像学专家判断其尚未影响肠道功能；肛肠科的专家鉴于其短期内体重增加的情况，建议萌萌先改变生活方式；心理科医生则在诊疗后指出萌萌有中重度焦虑症，建议作进一步干预。综合会诊意见，陈义松主任作出了后续诊疗方案，建议萌萌先减重，同时用子宫托治疗，密切随访并在必要时进行手术治疗。

预防大于治疗

对于子宫脱垂，子宫托治疗始终是居于一线的保守治疗方案。除此之外，还有改变生活方式（如减重、戒烟、控制血糖及保持大便通畅）、盆底肌锻炼、中医中药和激光等。当保守治疗无效，又严重影响生活时，女性可以选择手术治疗。

值得一提的是，盆底肌锻炼预防子宫脱垂的作用大于治疗，尤其是对于产后的女性。而萌萌今后怀孕生子势必会加重子宫负担，医生建议萌萌尽早怀孕的同时加强盆底肌肉的锻炼。

（王晓娟　李妙然）

经期别做这些事

13岁的童童今年第一次月经来潮，妈妈、奶奶、外婆就纷纷嘱咐"经期不能吃冰激凌了""经期不要运动了""来姨妈的时候不能洗澡洗头""月经来了，要多喝红糖水不会肚子痛"……童童不禁有点困惑，经期为什么有这么多禁忌？这些事情真的都不能做了吗？

女性每月1次的重要生理期，除出血为生活带来不便，受内分泌影响，免疫力也会跟着下降。这期间不好好爱护自己，更容易"招惹"阴道炎、急慢性盆腔炎、子宫内膜炎、月经失调等妇科疾病，因而经期要注意一些禁忌。

别着凉

经期要注意保暖，避免着凉、淋雨，也不要坐在潮湿、阴凉之处。

炎炎夏日，空调可以吹，但空调温度过低或正对空调的风口吹，都不可取。

冷饮、冰激凌、生冷饮食，既不利于消化，还容易导致血液流通不畅；辛辣食物会刺激血管扩张，导致经量过多或痛经，都应尽量少吃。

别下水

虽然有些女性感觉月经量少的时候，下水也没啥影响，但我们并不提倡在经期游泳、泡温泉等，因为此时的下生殖道处于开放、脆弱的时期，不宜"折腾"。

别紧张

经期本来就容易出现头痛、情绪激动等轻度神经系统不稳定，需要有意识地放松。此外，还要注意少饮用咖啡、浓茶，以免刺激神经和心血管，增加焦虑不安的负面情绪。同时要劳逸结合，避免剧烈运动和过度劳累。如果不良情绪非常严重，可以寻求医生帮助，必要时进行药物治疗。

别同房

经期如果进行性生活，阴道防御功能降低，细菌容易入侵和上行感染，导致阴道、盆腔急慢性炎症，还可能导致经血逆流，增加子宫内膜异位症的风险。所以，经期不建议"闯红灯"。此外，经期保持外阴清洁即可，不要阴道冲洗，避免盆浴。

别滥用药物

止痛药可以缓解痛经的不适，但前提是要弄清楚到底是原发性痛经还是继发性痛经，后者可能跟一些器质性疾病有关，比如子宫内膜异位症。所以如有痛经史，应先就医明确原因，然后再用药。

别手术

不管大小手术，都应该避开月经期。经期肌体处于出血的状态，手术会导致凝血因子被激活和消耗，纤溶系统相对亢进，术中创面渗血多，出血和感染风险大大增加。此外，经期女性免疫功能下降，不利于切口愈合和病情恢复。另外，除非有经期不适或特殊原因，妇科常规检查也建议在月经干净后进行。

温馨提醒

如果育龄女性出现月经不规则，比如月经周期延长或缩短、经量过多或过少、经期明显腹痛、非经期的阴道出血或同房后出血等，要及时就医。

（宁程程　吕巧英）

当心剧烈运动致附件扭转

今天急诊室来了一位12岁特殊的小姑娘。她昨天晚上跟着妈妈一起跳完"毽子操"后，出现剧烈腹痛。入院时已经出现炎症反应，经过详细的检查，医生怀疑很可能发生附件扭转。术中探查发现，确实发生输卵管扭转，最终不得不切除患侧输卵管。

在急诊妇科，每年因为妇检扭转行紧急手术的患者不在少数，而"剧烈运动"就是罪魁祸首。

剧烈运动，可导致附件扭转

附件扭转是指卵巢和输卵管在其支持韧带上发生的完全或部分扭转，常导致血液供应受阻，使得卵巢或输卵管水肿、坏死、梗死甚至功能丧失，不及时处理，很危险！

附件发生扭转，最常见的临床表现为突发局限性下腹痛，伴或不伴恶心、呕吐。疼痛症状常常发在体位突然改变时，如剧烈运动、"热情"同房、受到撞击等，也可能在创伤或医源性操作时诱发（如妇科检查）。在妊娠期间或者产褥期子宫大小发生改变时，更容易发生扭转。

附件扭转并不是成年女性的"专利"，可发生于任何年龄段，其中以育龄期女性最为常见，其次为儿童期和青春期。对于儿童和青春期女孩，最常见的是在剧烈的体育运动后发生扭转，导致下腹疼痛。

卵巢囊肿是要因

51%的附件扭转病例伴有附件组织病理学改变，卵巢肿块是最常见原因。简单来说，卵巢囊肿患者更容易发生扭转，我们称之为"卵巢囊肿蒂扭转"。

当病变的卵巢囊肿发生蒂扭转，使得供应卵巢的血管和韧带扭曲，卵巢血流受阻，会导致瘤体迅速增大或囊肿坏死破裂、继发感染。大约有10%卵巢囊肿会发生蒂扭转，发生扭转的卵巢肿块多为卵巢囊性成熟性畸胎瘤和卵巢滤泡性囊肿，尤其是瘤蒂长、中等大小、活动度良好、重心偏于一侧的肿块。

预防扭转三要点

（1）定期妇科检查。每年做一次妇科超声，及早发现卵巢囊肿，及早干预，尤其备孕前建议先检查。

（2）发现卵巢囊肿，应按照诊疗原则及早治疗。如果是随访观察期，注意不要剧烈活动，可以改为缓和的运动方式，要避免快速起身或扭身时体位变化导致卵巢囊肿在重力作用下发生扭转。

（3）出现突发下腹痛等情况，要及时就诊，排除卵巢囊肿蒂扭转。

总之，运动虽然是很好的放松、锻炼方式，但也要记得量力而行、循序渐进。有卵巢囊肿者，要避免剧烈运动，运动时不妨放慢节奏，切忌突然改变体位。

（丁岩）

受精卵迷了路就会宫外孕

　　小飞最近1次的月经有点怪。先是延期，她误以为自己可能怀二胎了，不曾想有一天内裤上又出现了鲜红色的血迹，与以往的月经量相比少了许多，她也没太在意。突然有一天晚上，她开始肚子疼得厉害，下面又开始出血了，不像是月经，便坐车前往医院急诊。医生看了小飞的检查报告，一边写入院单，一边就和小飞说，你这种情况是宫外孕，赶快通知家人，马上办入院。

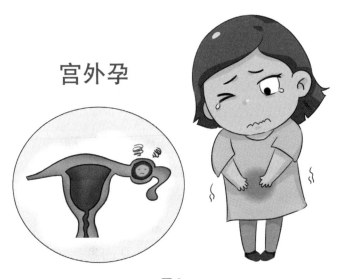

宫外孕

图9

说起宫外孕，它可是最危急的妇产科病症之一。

正常情况下，受精约 4 天后，受精卵进入宫腔，逐渐埋入子宫内膜中并在此扎根繁衍，慢慢形成胚胎、胎儿。但是，不是每一个受精卵都"认路"，如果它"迷路"了，没有顺利到达宫腔，而是停留并扎根在子宫腔外的其他部位，就变成了"宫外孕"。

比如，受精卵在输卵管中生长发育，没过多久（大部分在停经 6~8 周期间）就可以把输卵管"挤破"。一旦发生急性腹腔内出血，轻者会疼痛、晕厥，严重者可能会直接休克，甚至付出生命的代价。

无法到子宫内安家，七类人发生机会大

宫外孕的发生与很多因素有关，具体来说，以下几类人群更易被宫外孕"盯上"。

（1）有输卵管炎症者。比如分娩、流产、宫腔手术、阴道炎上行感染或化脓性阑尾炎蔓延等，均可引起急性、亚急性或慢性输卵管炎症。

（2）输卵管发育不良者。如果输卵管有先天狭窄、拥堵等问题，受精卵自然就难以到达宫腔了。

（3）同房紧张者。这会导致输卵管痉挛和蠕动异常，给受精卵到达宫腔增加难度。

（4）多次接受人流手术者。其子宫内膜过薄，受精卵不适合在此停留，就只能游荡到其他地方"安家"。

（5）避孕失败者。使用节育环或吃避孕药本身不会导致宫外孕，但这些避孕方法都有一定的失败率，一旦失败，发生宫外孕的概率就会随之增加。

（6）频繁使用紧急避孕药者。紧急避孕药一般通过影响输卵管的蠕动以及受精卵在子宫腔内的着床，从而发挥避孕效果。但如果避孕失败，会增加宫外孕的可能性，即使没有受孕也常会引起月经

乱。

（7）生活习惯不佳者。吸烟、喝酒、经常熬夜等，容易导致机体抵抗力下降并可能引发盆腔炎症，从而增加宫外孕概率。

怀孕最怕宫外孕，这四大异常要警惕

当看到验孕棒上显示两条杠时，准妈妈们欣喜的同时，一定要留意自己是否有这些异常情况：

（1）月经延期，不管是正常妊娠还是宫外孕，都会有停经现象，一般都有6~8周的停经；也有一部分宫外孕没有明显的停经史，只是阴道出血量明显少于平常月经量，这种情况要引起注意。

（2）小腹痛，多为某一侧下腹痛，有时伴有腰酸；如果发生宫外孕破裂，则会感觉到一侧下腹酸胀明显，有撕裂样或针刺样疼痛，若出血较多，则会感到全下腹疼痛，伴肛门坠胀感。

（3）阴道不规则出血，有些患者会出现不规则的阴道流血，颜色可以是鲜红色、粉红色，也可以是灰褐色，还有小部分会出现像正常月经一样的出血。

（4）当宫外孕破裂引起大量出血时，患者可出现面色苍白、四肢发冷、晕厥的情况，这也是最危险的情况，需立即就医及时手术抢救。

（方芳）

子宫腺肌病的诊断与治疗

34岁的王女士已经结婚多年，5年前因意外怀孕做了人工流产手术，此后一直没有生育。但自从人工流产后，王女士每次经期都伴有下腹胀痛，近一年来越发严重，而且月经量多，还有血块。最近1次月经来潮，她痛得不堪忍受，月经基本结束后依然下腹痛、肛门坠胀。王女士去当地医院就诊，B超检查提示子宫腺肌病。据说此症可能导致不孕，这让王女士焦急不已，赶紧来到笔者所在医院就诊。

子宫腺肌病是指子宫内膜组织从宫腔"跑"到子宫肌层而引发的一系列病症。子宫就像一间房子，房间内的墙面上刷着涂料，而这些涂料钻到墙壁里去，就形成了"子宫腺肌症"。尽管内膜还没脱离子宫，但其危害并不小。每次来月经，内膜便在子宫"墙壁"里增生，让子宫越来越大。大部分患者会出现痛经、月经量过多、月经期延长等症状，并且逐渐加重。而且，下腹部疼痛不仅会发生在月经前、中，还可能发生在性交期间或性交后，月经期间排尿或排便时。

子宫腺肌病的痛经与子宫内膜异位症相似，但更为剧烈，且多集中在下腹部正中，一些症状严重的患者常常将其形容为"痛不欲生"。究竟该如何诊断呢？研究表明，多次妊娠及分娩、人工流产、慢性子宫内膜炎造成子宫内膜基底层损伤等，均与子宫腺肌病发病密切相关。一般来说，结合症状辅助 B 超或 MRI 可以初步诊断子宫腺肌病，若要确诊，仍需手术切除病理检查。

至于子宫腺肌病是否与不孕相关，目前尚存一定争议。两者之间涉及的混杂因素很多，确诊需行子宫切除术，往往合并子宫内膜异位症，且有多数证据来自小型病例系列研究。但是，一项对狒狒的研究显示，即使排除伴随的子宫内膜异位症，组织学子宫腺肌病仍与终生不孕强烈相关。所以，如果患者考虑生育要求，需要专科就诊，医生需根据子宫大小，是否有局限性的腺肌瘤等综合评估，制定个体化精准治疗方案。

对于症状严重且已完成生育的子宫腺肌病患者，子宫切除术是首选的治疗方法。但是，对于有广泛子宫腺肌病且拒绝行子宫切除术的年轻女性或有生育需求的女性而言，仍有缓解症状的替代治疗方法。

对于症状轻且有生育要求子宫腺肌瘤患者，可试行病灶挖除术，但术后复发风险高，子宫腺肌病组织与正常肌层之间无分离面，因此手术比较困难。此外，子宫腺肌病患者的子宫呈木样质地，在这种情况下，切除后的缝合也很困难。不过，一项观察性研究显示，保守性手术治疗后联合使用促性腺激素释放激素药物治疗在控制症状方面可能优于单纯的手术治疗，而且针对子宫腺肌病的内镜术式也在不断创新，有生育需求的年轻患者可以由专科医生评估。

对于症状轻、有生育要求、围绝经期的患者，可以尝试药物保守治疗，但是停止激素治疗后 6 个月内通常又会出现子宫增大和症状复发。

中医治疗该病以辨证和辨病相结合，遵循"三因治宜"的原则，以活血化瘀为大法，采取多方法、多途径用药，在症状改善及远期疗效方面具有独特的优势。针灸能温经通络、活血化瘀，调节内分泌功能，也能起到局部治疗的作用。临床可采用耳针、体针和腹针结合的方法进行治疗，缓解经期腹痛。

（赵宇清）

这些妇科疾病与糖有关

卡卡特别爱吃甜食，每天糖果、蛋糕、奶茶、果汁不停口，用她的话说，微胖的女生最可爱，女生就要肉肉的。终于有一天，她想起来自己的月经已经好几个月没来过，去医院一看，医生语重心长地跟她说，你的月经失调和饮食习惯是有很大关系的，再这样下去，还可能会得癌。她终于开始意识到问题的严重性。

女性都爱吃甜品，美味的甜食可促进大脑分泌多巴胺，使人获得短暂的兴奋，让人倍感愉悦并缓解压力。但是，随着胰岛素的分泌、血糖的降低，这种快感便会消失殆尽。众所周知，甜食中过量的糖分会导致肌肤衰老，日渐肥胖。鲜有人知的是，它还与一些妇科疾病密切相关，其中包括两大常见女性恶性肿瘤。

胖和阴道炎

常吃甜食，可增加胰腺负担，导致血糖升高，并引起阴道内糖原升高、酸度增加，继而念珠菌大量生长繁殖，使菌群失调，引起念珠菌性阴道炎。尽管药物治疗效果较好，但若不解除病因，病情便会反复发作。

胖和多囊卵巢综合征

年轻女性中，多囊卵巢综合征发病率高达 10%~15% 左右。摄入过多甜食会促进血液内的糖分增加，引起胰岛素过量分泌，造成高胰岛素血症，刺激卵巢间质并导致雄激素的分泌增加，引起痤疮、多毛等。胰岛素样生长因子含量的增高还会使肌肤表皮过度角质化，皮脂腺分泌增加、阻塞毛囊，加重痤疮的产生。也就是说，甜食不一定会导致多囊卵巢综合征的发生，但可能加重病情。

胖和骨质疏松

随着大量甜食的摄入，会消耗女性体内储备的钙，并加速骨骼中钙的流失。同时，高糖状态还会抑制成骨细胞增殖，促进骨质丢失。即使轻轻摔一跤，足以使你在床上躺 3 个月，等到恢复能下床时，可能下肢已经萎缩，同时还会增加血栓的形成风险。所以，绝经女性更应减少甜食的摄入，以免加重由于雌激素减少引起的骨质疏松。

胖和妊娠期并发症

孕期是女性一生中短暂而非常重要的阶段，这个时期如果进食过多甜食会出现什么情况？有研究报道，摄入大量甜食的孕妇发生子痫前期的风险是少吃甜食孕妇的 1.27 倍。同时，摄入甜食也可能与早产的发生相关。因此，孕妇在通过甜食满足自己时，应避免摄入过量。

甜食不仅会对母亲产生危害，还会使宝宝从出生起就输在起跑线上。1 项前瞻性出生队列研究显示，母亲在妊娠中期多摄入含糖饮料，孩子的脂肪量就增加，学龄期肥胖的风险也大大增加。同时，英国研究人员发布的 1 项最新研究显示，与孕期糖分摄入量最低的孕妇相比，摄入最高的孕妇其孩子患过敏症的风险高出38%，患过敏性哮喘的风险则高出101%。因此，为了下一代，孕妇一定要均衡饮食，切勿毫无节制地放纵自己，盲目沉浸在甜食带来的快乐中。

胖和子宫内膜癌

瑞典卡罗林斯卡医学院的研究人员发现，与极少吃甜食的女性相比，每周吃甜食2~3次的女性，患子宫内膜癌的风险会增加33%；如果每周吃甜食3次以上，患子宫内膜癌的风险就会增加42%。其原因可能与长期摄入甜食导致的肥胖和胰岛素抵抗有关。肥胖可导致内源性雌激素增加，而胰岛素抵抗则会使子宫内膜对于雌激素的刺激更为敏感。

胖和乳腺癌

2023年7月发表在《英国医学杂志》的1项研究显示，如果平均每日含糖饮料的摄入量为92.9毫升，在此基础上多摄入100毫升，患癌风险就会提升18%，女性患乳腺癌风险则会提升22%。而基础摄入量超过185.8毫升/日的人群，每增加100毫升的摄入量，患癌风险更将提升30%，女性患乳腺癌风险将飙升到37%。这是为什么呢？原来，早期乳腺癌细胞的生长和繁殖需要大量的胰岛素做支撑，而甜食能让血液中胰岛素维持较高水平，这就间接为癌细胞的生长营造了一个有利环境。

在营养学上，糖是指简单碳水化合物（单糖和双糖）。碳水化合物包含糖和其他复杂碳水化合物，比如淀粉、膳食纤维。一个成年女性每日所需能量50%~65%应由碳水化合物提供，最少不得少于100~150克。但是，世界卫生组织（WHO）却推荐每天食糖不能超过50克，那么如何能满足碳水能量供应呢？

事实上，此糖非彼糖。女性应避免摄入添加糖，例如甜食中添加的白砂糖和糖浆等。与天然食物中的糖相比，添加糖对血糖水平的影响更大，也没有天然糖分中的某些功能，所以一天摄入量不能超过 50 克。建议女性从谷薯、水果、乳制品等天然食物中摄取必要的碳水化合物，其他诱人的甜食还是尽量少吃。

（王倩　罗雪珍）

"她"的性功能障碍知多少?

万万没想到,正常的夫妻生活于小刘而言竟是一道难以跨越的坎儿、一个难以启齿的心结。"是我的问题,过程中我很痛苦,所以排斥,都有心理阴影了。"结婚一年有余,小刘终于鼓起勇气在丈夫的陪同下来院就医……

提到"性功能障碍",大多数人会认为这是一种男性特有的疾病,比如勃起功能障碍、早泄等。其实,女性也有性功能障碍,只是我们了解得比较少,能正确就诊的更是少之又少。

女性性功能障碍并不少见

女性性反应周期分为性欲期、兴奋期、持续期、高潮期和消退期。性高潮是指在性持续期的基础上迅速产生身心极度快感的阶段。性高潮时,女性会有阴道和肛门括约肌的收缩,子宫也会发生收缩和提升,可有全身痉挛、出汗、短暂神志迷惘、心率呼吸加快、血压升高等现象,仅持续数秒或数十秒,会使女性在心理上感受到极大的愉悦和快感。

然而,很多女性并没有在性生活中获得性高潮。国外资料报道,美国女性的性功能障碍发生率约为 43%。国内有研究调查 14554 名女性，发现性功能障碍发生率为 53%。其他研究也发现，对性生活不满意的女性约为 55.5%。所以，女性性功能障碍不罕见，而是一种发病率非常高的疾病。

性功能障碍不止"冷淡"

女性性功能障碍包括性冷淡，但不只是性冷淡。目前，该病主要分为性兴趣或性唤起障碍、性高潮障碍、生殖器 – 盆腔疼痛、物质或药物引起的性功能障碍、其他特定分类及未特定分类的性功能障碍等。

通常所说的"性冷淡"，是指性兴趣或性唤起障碍。既往调查发现，在国内女性中，"性冷淡"发生率为 20%~50%。研究认为，如果有下列 3 项及以上缺乏或明显减少症状，持续至少 6 个月，并引起个体明显困扰，即为"性冷淡"。

（1）对性活动的兴趣。

（2）性或色情幻想。

（3）性活动开始和对伴侣的反应。

（4）几乎所有性活动中的兴奋或愉悦。

（5）对内部或外部性或色情暗示（如书面、口头、视觉）的兴趣或唤醒。

（6）几乎所有性接触中发生性行为时的生殖器或非生殖器感觉。

从性功能障碍到生理、心理健康

对于人类而言，性行为的功能有繁衍后代、获得愉悦感等。其实，性功能障碍本身可能是一些躯体疾病的表现，比如脊髓损伤、性激素水平异常，内分泌代谢异常等。就算不是疾病因素，只是心理社会因素影响的性功能障碍，也会影响女性心理健康，造成女性自我贬低、孤独寂寞。研究发现，12%~25% 的性功能障碍女性会有心理痛苦、焦虑等症状。

女性性功能障碍的研究和诊疗目前仍处于初始阶段。全面的病史询问、体格检查以及女性性功能量表的评估有助于诊断。治疗方面，则需综合考虑性生理、性心理、伴侣关系及药物治疗等。

（钱金凤）

宝贵的"房子"须悉心呵护

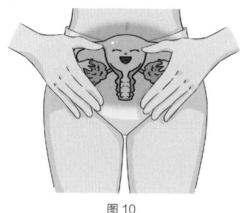

你知道吗？世界上最宝贵的"房子"在女性体内，它就是子宫。

子宫的形状像 1 个倒置的梨，分为子宫体和宫颈两部分，子宫体最主要由肌层和内膜层构成。非孕状态下，子宫

图 10

肌层厚度仅 0.8 毫米，它富含血管、平滑肌和弹力纤维，在妊娠期能够充分拉伸延展，包容胎儿的发育生长。对受精卵而言，分泌阶段的子宫内膜就是一个松软且富含营养的温床。子宫内膜和子宫肌层为胎儿提供了温度适宜、营养全面的好环境。

子宫内膜和子宫肌层直接相贴，其中的功能层会在卵巢周期性分泌的雌孕激素作用下，发生增殖、分泌和脱落，伴随着子宫内膜定期脱落的便是月经来潮。

日常生活中，女性应注意维护"房子"，少做、不做糟蹋子宫的行为。

糟蹋子宫的六件事

反复人工流产　人流手术存在子宫穿孔、大出血、感染、宫颈裂伤等风险，远期还可能造成宫颈或宫腔粘连、慢性盆腔炎、月经失调、痛经、子宫内膜异位症，以及继发不孕不育等。在短时期重复流产或不正规流产对子宫损害很大。

长期腹压高　长期便秘、咳嗽会引起腹压升高，并伤害子宫。简单来说，腹压升高会对子宫、膀胱和直肠及盆底肌肉产生向下的压力。尤其是老年女性，盆底肌肉支撑强度下降，便可能出现子宫脱垂、尿失禁、大便失禁等现象。

身材肥胖　体重超过正常标准的 15%，发生子宫内膜癌的危险性将增加 3 倍。富态的人脂肪多，脂肪组织中有一种物质被称为"芳香化酶"。通过一系列反应，"芳香化酶"会使血浆中的雌酮水平增高，造成子宫内膜处于长期增生的状态。其中少数女性最终发展为子宫内膜癌。

性生活不洁　病原体可经阴道进入子宫腔内，引起子宫内膜感染，而男性包皮中的污垢对宫颈的刺激是引起宫颈癌的因素之一。

性生活紊乱　如果女性与多名男性有性接触，或未成年人过早开始性生活，也是宫颈癌的高危因素。

忽视产前检查　定期进行产前检查，可以帮助孕妇密切监控宫腔内的胎儿发育情况，也能有效避免难产甚至子宫破裂等。

两个阶段尤须呵护

月经期和产褥期是子宫最需要呵护的阶段。

月经期：这一时期子宫内膜功能层崩解脱落、经血流出，要注意保暖、休息，不要进食寒凉食物或饮料，不要进行繁重的体力劳动。

爱运动的女性，经期要减少运动强度和时间，尤其不要进行增加腹压的运动。如果经血逆流入腹腔，子宫内膜脱落碎片中的子宫内膜细胞异位种植的风险会增加，这种情况可能会导致子宫内膜异位症。

此外，经期宫颈口开放，削弱了生殖道的自然防御功能，如果经期进行性生活或游泳、泡温泉等活动，都可能造成病原微生物趁机"作乱"，造成外阴、阴道、宫颈，甚至子宫体和附件感染炎症。

产褥期：产褥期宫颈口开放，阻挡细菌入侵的宫颈黏液栓脱落，恶露排出时间长于经期，下生殖道脆弱娇嫩，甚至有分娩造成的损伤和破口，恢复时间至少需要 6 周，有部分剖宫产产妇甚至要 60 天才能排清恶露，所以此时要避免性生活。

除此之外，建议产妇适当侧卧（有会阴侧切口的要朝伤口对侧，以免恶露污染伤口），以避免子宫后倾，剖宫产女性可以有效预防子宫切口憩室发生。

守好子宫的"大门"

宫颈相当于子宫的"大门"。在宫颈管中有一个很重要的"守门人"，就是"宫颈黏液栓"，这个胶冻状的栓子呈碱性、含溶菌酶。正常情况下，黏液栓的上 1/3 呈现无菌状态，它的作用就是抵御外来病原物的入侵。当人流刮宫等操作损伤了栓子，或病原物过于凶猛时，这道自然防线就会被突破。

此时，最令人担忧的"杀手"就是宫颈癌。尽管接种 HPV 疫苗可以有效预防宫颈癌，但也并非高枕无忧，因为无论哪种疫苗都无法覆盖所有 HPV 病毒，定期的宫颈疾病筛查和性生活的卫生也很关键。

（李昕　陈曦）

女性更易尿路感染

张阿姨今年60岁，最近总是尿频，每隔半小时就要去一次卫生间，每次都很急，排空后仍感觉尿不尽，尿道口还有烧灼感。她去医院泌尿科就诊多次，每次按照尿路感染治疗后症状有所缓解，但又反反复复，不能除根。在医生建议下，她来到妇科门诊咨询。检查后，笔者告诉她："您有老年性阴道炎，是因为绝经后雌激素水平降低，阴道自我清洁能力下降，容易导致细菌滋生，进而引起尿路感染。"局部使用雌激素软膏及抑制细菌的药物后，她的尿路感染症状明显缓解。

每天因为尿路感染来妇科看病的女性并不少，为什么女性更容易尿路感染？

尿道短，更易感染

从生理构造上来讲，女性的尿道很短，只有约5厘米，而男性尿道大约有18厘米。女性尿道口紧邻阴道口和肛门，本身又短，阴道里的细菌以及粪便污染的肠道细菌非常容易"串门"，闯进尿道。当女性患有妇科疾病时，就更容易导致尿路感染。

妇科病，雪上加霜

阴道炎：当女性患有阴道炎时，阴道内的细菌会随着阴道分泌物流出并污染尿道口，进而引发尿路感染。

老年阴道炎：女性绝经后，随着雌激素的降低，阴道壁萎缩、黏膜变薄，局部抵抗力降低，其他致病菌过度增殖或阴道自我清洁能力也会降低，容易导致细菌滋生，引发老年性阴道炎，进而引起尿路感染。

盆底肌筋膜综合征：患者因盆底肌紧张及疼痛，引发尿频、尿急及疼痛等不适。除了妇科疾病，还有一些因素也可能造成女性尿路感染。

不洁性生活：这是造成女性尿路感染的重要原因之一。性生活时可将尿道口周围的细菌挤压入膀胱引起尿路感染。另外，有些男性的包皮里藏污纳垢，甚至本身就有炎症，双方如不注意性生活前后的清洗，就有可能造成女性尿路感染。

不良生活习惯：经常穿紧身化纤内裤、经期使用不洁及局部通气性差的卫生巾等，可能会引发阴道炎及尿道炎。

不注意公共卫生：使用公共浴池、浴盆、浴巾等污染的用品，导致阴道炎及尿道炎。

这样做，减少感染

首先，规范治疗阴道炎。如果出现外阴瘙痒、阴道分泌物异常等阴道炎症状，应及时就医、规范治疗，切忌症状消失就擅自停药。绝经后的老年性阴道炎患者，可在医生指导下阴道局部使用雌激素软膏。

其次，注意私处卫生。日常勤洗澡、勤换内衣内裤；穿着宽松的棉质内裤，使用正规生产的卫生巾；尽量避免使用公共用品，如浴盆、浴巾等；每次性生活前后，男女双方都要对外生殖器、外阴部进行清洗，性生活之后女性最好排尿 1 次；女性排便擦拭应从前往后。

第三，养成良好的生活习惯。多喝水，多排尿，不要憋尿；注意休息，避免过度劳累；适当锻炼，增强抵抗力。

最后，放松心态，转移注意力。不要总是想着自己的排尿问题，学会转移注意力，以积极、乐观的心态应对疾病。

（张宁）

传统保健助力女性安然度夏

25岁的小叶经常月经不调，痛经明显，一到冬天就手脚冰冷，听朋友说这是寒性体质，可以在夏天进行调理。因此今年夏天，早早地来医院咨询医生，预约治疗。

炎炎夏日已至，有类似症状的女性朋友该如何把握这个机会呢？下面两个小锦囊请收好。

三伏贴：冬病夏治

三伏贴是中医治未病中常见的冬病夏治方法。在三伏时人体阳气处于体表，通过特定穴位将药物透入体内，调节脏腑，激发阳气、推动经络气血的运行。而之所以选在夏季进行贴敷，主要是因为夏天阳气旺盛，气血流畅，毛孔张开，利于药物的吸收，能够起到疏通经络、健脾益肺、温阳补肾的作用。

哪些人适合三伏贴呢？

其适合于所有虚寒体质及亚健康人群，包括女性不孕、痛经、月经不调、慢性盆腔痛、输卵管炎、卵巢功能低下、产后身痛、下肢淋巴水肿等。具体可表现为月经量少、经行腹痛、周身怕冷、四肢不温、腰膝酸软、容易感冒、小便清长、失眠差、面色晦暗及精神不佳等。

督灸：改善寒性体质

督灸是用艾绒铺置于人体背部脊柱上进行隔药灸疗，包括艾草、生姜粉、其他中药粉等。督脉行于身后，过脊柱，络肾，被称为"阳脉之海"，总督一身阳气。

艾草性温而不燥，善行十二经络及奇经八脉而驱风寒，充元气而健体，更可以入脏腑温通血脉。生姜性温，其解表之性可通透肌表，散寒祛湿，达到内外通透驱散寒湿之功。此外，治疗时铺洒散寒止痛、助阳祛湿的中药粉于姜末下面，从多方面加强督脉灸治疗效果。治疗时施灸面积大，热力深透，能更好地起到益肾通督、温阳散寒、壮骨透肌、破瘀散结、通痹止痛的功效。

督灸为什么适合夏天做呢？

夏天人体的代谢比较旺盛，督灸可以促使人体阳气生发，排出机体内的寒气，改善寒性体质，达到冬病夏治目的。

炎热的夏天，一直待在空调房、贪食寒凉，并不可取。顺应时节，适当出汗、驱寒祛湿、冬病夏治，更容易调理体质。这个夏天，让我们试一试"热养"吧。

（李晶　王文君）

"卵巢囊肿"知多少?

卵巢囊肿是女性体检报告中非常常见的一个诊断,可出现于各个年龄阶段的女性。然而当你拿着这张报告去妇产科就诊,同样是囊肿,有人需要立即手术,有人却不需要处理,等待复查。为什么差异如此之大呢?

其实,卵巢囊肿不是单一一个病,而是 B 超检查时观察到卵巢内存在囊性肿物的总称,是一个描述性诊断,临床上可以分为生理

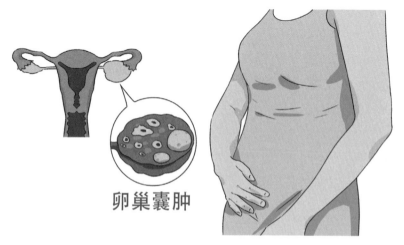

卵巢囊肿

图 11

性囊肿和病理性囊肿两大类。由于卵巢会随着女性的月经周期发生变化，在不同时间可能会出现一些较大的囊性结构（如卵泡、黄体等），如果正好这个时候去做 B 超，就会提示卵巢囊肿，这种就是生理性囊肿。卵巢生理性囊肿一般不会引起不适，也不需要特殊处理，医生会建议月经第 5 天，注意不是月经干净后 5 天，而是月经来潮的第 5 天复查 B 超。大部分生理性囊肿经过 2~3 个月经周期后就会自然消失，那么，对于持续并不消失的这部分卵巢囊肿，我们称之为病理性囊肿。

卵巢的病理性囊肿可以分为良性和恶性两大类。良性囊肿当中最为常见的是卵巢畸胎瘤和卵巢子宫内膜异位囊肿。前者是一种卵巢肿瘤，发病原因不明，虽然绝大部分卵巢畸胎瘤是良性的，但是比较容易在盆腔内发生扭转，引起急性腹痛、卵巢缺血性坏死，一旦发现建议尽早手术，通常采用腹腔镜微创手术，术后一般复发率不高，定期复查即可。后者是一种子宫内膜异位症，是由于子宫内膜异位到卵巢，发生周期性出血形成的囊肿，囊肿内为巧克力样黏稠液体，俗称"巧克力囊肿"，常可以引起痛经、性交痛，不孕等，它是一种雌激素依赖性疾病，手术后复发率较高，需要结合年龄、生育需求等制定术后治疗方案，进行长期随访管理及药物治疗，绝经后一般就不再复发。

当然，大家最为关心的就是卵巢囊肿当中恶性的有多少？总的来说，有卵巢癌、乳腺癌家族史、初潮早、绝经晚、不孕、未生育、未哺乳、过量使用外源性雌激素的女性，均属于高危人群。同时，随着年龄增加，卵巢恶性肿瘤的发病率随之升高，绝经后出现的卵巢囊肿更应该高度重视。如果存在腹胀、腹水、消瘦，抽血检查肿瘤标记物升高，则高度怀疑卵巢恶性肿瘤，需要及时手术或其他进一步治疗。

目前，卵巢囊肿并没有从根源上的预防方式，健康的生活就是最好的预防，定期接受体检和妇科检查尤为重要，出现下腹痛、腹胀、痛经等不适需要及时就诊，初次发现卵巢囊肿也无需过度惊慌，遵照医嘱或进行严格随访，或及时接受手术，术后根据病理结果，进行相应的治疗及随访管理。

（刘颂平）

老年性阴道炎
——倾听老年女性的不敢言说的秘密

64 岁的秦婆婆这几年一直断断续续跑向医院妇科门诊，进了诊室甚至有点久病成医的感觉，"小李医生啊，我还是上次那样，阴道有点瘙痒，这个毛病怎么老是这样反复呀，我一直也是一个爱干净的人，你说怎么会一直这样呢？"

老年性阴道炎又称为萎缩性阴道炎，是绝经后女性常见的疾病，有研究显示，大约 30% 的妇女绝经后患老年性阴道炎。随着我国老龄化程度加深，越来越多的女性面临着老年性阴道炎的困扰。

老年性阴道炎的常见症状

（1）外阴瘙痒或灼热不适。

（2）分泌物增多、质地稀薄；感染严重者会出现脓血性阴道分泌物，可伴有性交痛。

（3）部分患者甚至会合并泌尿系统感染，表现为排尿困难、尿急、尿痛。

老年性阴道炎发作的病因

绝经后女性因为卵巢功能的衰退或缺失，雌激素水平随之降低，阴道壁会发生萎缩，黏膜变薄，阴道内 pH 升高，噬酸的乳杆菌不再成为优势菌，以需氧菌为主的其他致病菌过度繁殖，从而引起炎症。

确诊了老年性阴道炎应当如何治疗呢

对于老年性阴道炎，我们的治疗原则主要是补充雌激素，增加阴道抵抗力，必要时使用抗生素。

老年性阴道炎主要是雌激素低下引起的阴道菌群失调，与爱不爱干净之间的关系并不大，即使在没有性生活的情况下也有可能患病。建议老年人既要做好外阴清洁工作，也要注意不要过度清洁阴道。如果出现外阴瘙痒难耐或者白带异常的症状建议先去医院做好相关检查，再行针对性治疗。

（彭颖）

阴道松了，要紧吗？能"紧"吗？

　　35 岁的小丽最近一直郁郁寡欢，惆怅地来到门诊向医生咨询，她吞吞吐吐，羞答答的半天才说出一两句话：医生，我和老公房事时总是没兴致，还疼，老公慢慢也不愿和我那个了……耐心听完她的难言之隐，在为她梳理心理负担的同时给她做了个妇科检查，检查下来发现明显阴道松弛。

　　阴道松弛，在中国传统观念里是难以启齿的，所以对于此绝大部分女性闭口不谈，但是阴道松弛确实存在。阴道松弛不仅仅存在于有性生活及已育女性，也存在于从未有过性生活女性，困扰一直都在，就看你敢不敢直面相迎。

为什么会发生阴道松弛？

　　阴道松弛的病因学极为复杂，涉及妊娠分娩、长期腹压增高的疾病、医源性损伤、自然老化、解剖结构异常、遗传等原因造成阴道和维持阴道于正常解剖位置的支持组织（肌肉、筋膜、韧带）四维立体解剖学位置失衡，进而引起生理功能退化、神经支配功能失调、血供异常、自我调节功能紊乱，最终导致阴道松弛的发生、发展。

阴道松弛有哪些危害？

阴道松弛首先影响性生活：性快感和性高潮丧失，性冷淡，导致性生活不和谐，阴吹，阴道不能锁住水分而干涩，性交痛。

其次松弛的阴道让病菌毒素残留，引发阴道炎、宫颈炎，甚至上行感染致子宫内膜炎、附件炎等难以治愈的妇科疾病。

同时松弛的阴道可能还会引发邻近器官的症候群：反复尿路感染，甚至在阴道松弛严重情况下，当膀胱充盈，大笑或者大喊时腹压增高，就可能引发尿失禁（"社交癌"）；排便不尽无力感等。

如何评估阴道松弛程度？

此类检测受检查医生手指粗细、患者是否放松以及局部润滑是否充分等因素的影响。

表1 阴道松弛症的症状／体征分度和评分

分类	主诉症状	体格检查	综合评分
轻度	性敏感度降低，紧握感消失	阴道口两指（半）通过，肌肉收缩力好	1~3分
中度	感觉松弛，紧握感消失，性交过程中有漏气、有响声	阴道口三指通过肌肉收缩力乏力，会阴凹陷，黏膜皱褶变浅	4~7分
重度	感觉松弛，紧握感消失，性交过程中有漏气、有响声	阴道口三指（半）通过，肌肉收缩力更加乏力，会阴凹陷，黏膜皱褶消失	8~10分

阴道松弛如何治疗？

手术治疗方式：

（1）埋线法。

（2）保留阴道黏膜的阴道缩紧术。

（3）生物补片加强修补法。

（4）注射填充治疗。

具体使用哪一种，需要询问医生的意见。手术治疗都有出血、感染、麻醉的风险，还有可能伤害周围脏器。同时还会有创伤，需要有一定时期的休息期，否则照样是影响性生活质量。

非手术治疗方式：

（1）盆底肌肉训练。

（2）射频治疗。

（3）激光治疗。

其中以盆底肌训练应用最为广泛，因其无创性，不论对哪一类阴道松弛均有一定的帮助。

阴道松弛如何预防，怎么改善？

1.盆底肌肉训练怎么做?

首先找到盆底肌，其中最重要的就是 PC 肌（耻骨尾骨肌）。

PC 是英语耻骨、尾骨两词的第一个字母，PC 肌是人体阴部的一组肌肉，由小腹的耻骨部位向后到达肛门上方的尾骨，所以称为耻尾肌。PC 肌，又称爱情肌，如何粗略掌握 PC 肌所在，为你的爱情"保鲜升温"呢?

寻找 PC 肌很简单，每天我们都在运用它。方法很简单，在你排尿时，分成多次排完，控制尿液暂停的那部分肌肉就是 PC 肌了。

2.盆底肌肉训练方式

目前最广为接受的两项无创方式包括：Kegel 运动和盆底生物反馈治疗。

单纯 Kegel 运动不受时间、场地等限制，普遍接受度高。

Kegel 运动具体做法：

（1）保持正常的呼吸。

（2）收缩肛门，想象阴道里有个东西——寻找 PC 肌，然后将其由下至上提起。

（3）坚持 3~5 秒，然后放松，再次收缩肛门，坚持 3~5 秒，然后放松，如此反复。

（4）收缩保持和放松为 1 次完整的动作，每 10 次为 1 组，每天 kegel 运动 3~5 组。

盆底生物反馈治疗：

盆底生物反馈治疗包括电治疗法和磁治疗法。

（1）生物反馈——电刺激疗法。

电刺激疗法主要是在机体进行一系列盆底肌肉收缩和放松的动作时，通过阴道电极采集盆底表面电信号，再经由生物反馈仪分析，精准的评估盆底肌肉功能，个体化生成具体方案。

电刺激唤醒盆底神经和肌肉，强化整个盆底肌群和盆底支持结构，生物反馈通过模拟各种场景，指导患者进行正确的盆底肌肉训练，从而提高盆底功能。

（2）生物反馈——磁刺激疗法。

磁治疗目前多采用"椅子样式"，患者治疗时仅需坐在椅子上，无需放置电极，原理主要是利用磁场在人体内形成感应电流，激活盆底的神经及肌肉，促使盆底肌被动的收缩，特别适用于年龄大，不会运用盆底肌等人群，而且全程无痛感，联合电刺激治疗能更好地促进盆底肌力及耐力的恢复。

3. 盆底肌肉锻炼的好处

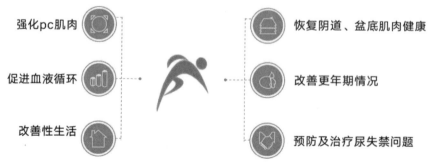

强化pc肌肉　　　　　恢复阴道、盆底肌肉健康

促进血液循环　　　　改善更年期情况

改善性生活　　　　　预防及治疗尿失禁问题

图 12

4. 阴道松弛如何预防？

（1）生活方式干预：控制体重、戒烟、避免强体力劳动，减少短期或慢性腹压增加情况（咳嗽、排便用力、长期负重等）；避免参加增加腹压的体育活动。

（2）改善生活方式：及时排尿排便，不憋尿憋便；排便困难者适量补充膳食纤维，避免便秘发生；糖尿病患者控制血糖在标准范围内。

（3）适当参加改善形体的活动。

（4）减少咖啡因等摄入。

（程娇）

妇科内分泌

为何"大姨妈"提前来临？

36 岁的小美是个美丽高挑、气质出众的投资公司高管，事业有成的她最近半年却因为月经老是提前让自己困扰不已。不仅如此，她发现自己升职以来，常常入睡困难、面色枯黄，同事也说她脾气变差了很多，一开始她以为是工作压力太大了，调整了部门工作任务以后每次月经还是提前来临。高龄的她正打算今年开始专心恋爱、组建家庭呢，这么一来该不会是卵巢功能衰退了吧。

对于女性来说，"大姨妈"到来的时候，常常伴随着腹痛、烦躁等症状。尽管如此，"大姨妈"准时来临还是让人安心。毕竟月经周期的正常与否，反映着我们的身体健康状况。

正常情况下，女性的月经周期为 21~35 天，平均约 28 天，一般持续 2~8 天，平均 3~5 天。月经周期受很多因素的影响，如情绪、环境、气候、药物等，因此也会有波动性。一般提前、延后 7 天以内，都算是正常的月经周期。但如果超过这个范围，就要找找原因了。

月经提前的原因

如果月经经常提前到来，分清楚究竟是什么原因引起的，才能对症治疗。

1. 衰老现象

如果已经 45 岁或以上，经常出现月经提前的现象（连续两个月的月经周期相差超过 7 天），这表明进入了绝经过渡期。

女性自然绝经的年龄在 45~55 岁，通常在 45 岁以后，就会出现月经不调的现象，具体表现为月经提前或推后，伴有月经量减少等，这是正常的人体衰老过程。

如果担心过早绝经或希望尽量推迟绝经时间和衰老进程的话，这个阶段可以关注女性激素水平的情况，必要时进行适当干预，以延缓绝经及衰老的时间和速度。

2. 过度节食

很多女生减肥的方式非常极端。比如通过节食甚至绝食减肥，虽然见效快，但很伤身体。

过度节食减肥对女性的月经也有影响，如果短期内减重比例超过 10%~15%，可能导致女性出现月经紊乱甚至闭经现象，被称为"跌重性闭经"。

3. 卵巢功能早衰

如果年龄在 40 岁左右，甚至是 30 多岁，平时饮食也很正常，但还是出现月经提前，并且月经量少的情况，很有可能是"卵巢早衰"。

月经受到卵巢分泌女性激素的周期性作用，当卵巢出现早衰，导致雌激素减少，就会出现月经提前，月经量明显减少的现象，可能导致闭经甚至绝经，如有生育计划，会影响到生育。女性对于这种情况一定不能掉以轻心，应尽早去医院检查，早发现、早治疗。

4. 妇科炎症

在感染妇科炎症的情况下，可能也会出现月经提前的现象。与卵巢功能早衰不同，如果是因为炎症导致的月经提前，一般还会出现私处瘙痒、分泌物有异味、变色等现象。妇科炎症需要及时就医治疗。

月经提前怎么办？

一方面，需要根据自身情况，判断月经提前的原因。可在医生指导下，进行自我调整或对症治疗，逐渐恢复正常的月经周期。

另一方面，精神紧张、焦虑、工作或者学习压力过大等原因，都可引起内分泌功能发生紊乱，从而影响月经周期。

因此，要注意调整好自己的内分泌，激素分泌正常了，月经提前的现象也会渐渐地消失。保证充足的睡眠和良好的心态，都是十分重要的。

（方芳）

颈部"脏东西"暗藏妇科病

日常门诊中，我曾遇到一位患者Cindy（化名）。由于工作压力过大，她逐渐发胖，甚至被朋友同事调侃"压力肥"。不仅如此，她的身体还发出了异样的信号：月经周期不定，常有推迟；肌肤状态变差，脸上长出了痤疮；颈部和腿部出现脏东西，却无法洗净……

其实，Cindy患上了多囊卵巢综合征。这是很常见的妇科内分泌疾病，而颈部无法洗净的脏东西，学名为"黑棘皮征"。黑棘皮征患者的多个部位（如后颈部、腋下、腹股沟、大腿内上方、阴阜和大阴唇等），尤其是皮肤皱纹和皱褶处均可出现皮损。它经常表现为疣状、乳头样增生，角化过度和色素加深。这些皮损起先为污黄色、灰色或棕黄色，随后黑素加深，似天鹅绒状，触之柔软，外观类似"老坑"。

黑棘皮征的发生与很多因素有关，受遗传因素影响的黑棘皮病有可能在出生后或幼年时期发病。但是，大多数患者都是有肥胖、糖耐量受损、糖尿病、代谢综合征，以及多囊卵巢综合征所致，与胰岛素抵抗状态密切相关。患者血液中升高的胰岛素作用于角质细胞或成纤维细胞上的类胰岛素生长因子受体上，促使细胞增生，造成局部皮肤变黑的状况。偶尔也会有胃腺癌或淋巴癌患者出现黑棘皮征。

黑棘皮征的严重程度，可以根据它的分布和皮肤情况，分为4个级别。0级：为黑棘皮征。1级：颈部和腋窝有细小的疣状斑块、伴有或不伴有受累皮肤色素沉着。2级：颈部和腋窝有粗糙的疣状斑块，伴有或不伴有受累皮肤色素沉着。3级：颈部、腋窝及躯干有粗糙的疣状斑块，伴有或不伴有受累皮肤色素沉着。

由于黑棘皮征往往是胰岛素抵抗的外在表征，因此，对于体重超重（BMI ≥ 24）的成年人必须检测血糖和胰岛素水平。对年轻女性而言，会影响生育的多囊卵巢综合征往往存在胰岛素抵抗现象，所以月经失调的女性中，黑棘皮征发生率相对偏高，尤其要注意。

患者的首要任务是积极减重。可通过调整生活方式、健康饮食、勤加锻炼来达到目的。另外，可以在医生指导下增加胰岛素敏感性的治疗，比如口服二甲双胍等药物。当体内胰岛素水平下降后，黑棘皮征也会自行好转。如果因肤色改变及皮赘有碍美观，可以做外科手术或电烧灼治疗。如需局部用药，务必在医生指导下进行。

（石月　罗雪珍）

多囊卵巢综合征患者怎么减肥?

小可今年25岁,自13岁月经来潮起,她的"大姨妈"就一直不按时造访,时不时推迟个十几二十天。今年她又出现了一个新烦恼:原本就不苗条的她体重噌噌上涨,月经也已经3个多月不来了。妇科门诊的医生告诉小可,她得了多囊卵巢综合征(PCOS),想要月经恢复正常,先要减轻体重。小可很疑惑,这病跟减肥有什么关系,我又要怎样减肥呢?

我们一般简单地采用身体质量指数 BMI [= 体重(千克)/ 身高^2(米^2)] 作为评估指标,BMI ≥ 28 千克 / 米^2 就是肥胖。此外,体脂也可以作为参考标准,正常女性体脂在18%~28% 左右为宜。对于中心型肥胖的女性,就是常说的"苹果型身材",腰围 ≥ 85 厘米也属于肥胖。

医生,我为什么一定要减肥?

脂肪会直接影响女性性激素的合成与分泌,过量的脂肪,往往会引起内分泌功能异常。肥胖型多囊患者存在严重的内分泌、生殖及代谢的紊乱。

医生，那我要减多少呢？

研究表明，对于超重的患者，在 6 个月内减重 5%~15% 或以上，可以明显改善排卵和月经情况、减少多毛症状、改善胰岛素抵抗、降低雄激素等。

医生，我怎么才能减下来呢？

1. 饮食

（1）低能量平衡饮食。

目前低能量平衡饮食主要有 3 种类型：①在目标摄入量基础上按一定比例递减（能量减少 10%~70%）。②在目标摄入量基础上每日减少 500 卡路里左右。③每日供能 1000~1500 卡路里，即低能量饮食。

（2）低碳水化合物饮食。

碳水化合物占总能量 45% 以下。低碳水化合物及适当蛋白质的饮食模式能显著改善血糖和血脂状态。

（3）低升糖指数（GI）饮食。

GI 是指某种食物与葡萄糖相比升高血糖的速度和能力，低 GI 饮食可改善血糖和餐后胰岛素反应。增加膳食纤维类、全谷类面包、谷物及水果和蔬菜等低 GI 食物的摄入，改善胰岛素抵抗。

（4）低脂肪饮食。

脂肪摄入所产生的能量低于总能量的 30%，同时减少饱和脂肪酸，增加不饱和脂肪酸的摄入。

（5）地中海饮食。

为富含全谷类、豆类、水果、蔬菜和坚果等植物性食物，橄榄油是膳食中脂肪的主要来源，适量摄入鱼类和禽类。地中海饮食模式对减重无额外的改善，但可以减少心血管代谢危险因素和代谢综合征的发生。

2. 运动

（1）有氧运动。

建议超重或肥胖者每天累计达到 60~90 分钟中等强度有氧运动（如快走、慢跑、健身操、游泳等），每周 5~7 天。非肥胖的姐妹们，每周也可以进行 150 分钟的有氧运动，有效改善体脂。

（2）抗阻运动。

中等强度抗阻肌肉力量锻炼（如举哑铃、俯卧撑等）隔天进行，每次 10~20 分钟。同时要减少静坐，根据患者体能情况制定个体化的体育活动方案，可以提高减重的效果。

举个例子：减掉 1 千克脂肪需要消耗 7700 卡路里能量，假设你的目标是 1 个月内减重 4 千克，计划每周减重 1 千克，那么每天需要形成 1100 卡路里的能量缺口，需要减少的这 1100 卡路里，可在食物摄入中减少 550 卡路里，其余 550 卡路里通过增加运动来消耗，那么每天需要增加中等强度体力活动 2 小时，或者增加低强度体力活动 3~4 小时。

3. 心理

研究发现，多囊患者对自身体重的焦虑是影响生活质量的重要因素，因此，建议有减重需求的多囊姐妹定期每月妇科内分泌门诊随访，不断强化减重的目标，增强信心，减小压力，减少焦虑，获得心理支持，提高依从性。

（夏和霞　唐芷菁）

养护卵巢"五建议"

小张今年 31 岁，长期吸烟泡吧的她发现自己这半年来月经量越来越少，现在每天几乎一片护垫都不用换的量，此外记忆力不如从前、皮肤也越来越差了，想到自己的母亲也是不到 40 岁就停经了，她担心不已，那么卵巢早衰是什么造成的？有哪些危害？有法子预防不？

卵巢早衰是指女性在 40 岁以前因卵巢内卵泡耗竭或卵泡功能障碍而导致的闭经现象。临床表现为闭经、不孕、潮热多汗、性欲下降等低雌激素症状；此外，在皮肤上也会表现为干燥、皱纹增加，生殖道和器官萎缩，呈现出外表的"老化"。

影响卵巢功能的因素多样而复杂，有年龄、遗传、医源性（如卵巢手术等）、感染、自身免疫、环境、社会心理因素等。预防卵巢早衰，建议女性朋友做好 5 件事。

保持良好的情绪

年龄和遗传因素都无法改变，但可以做到的是保持良好情绪，避免过大的压力和应激反应。长期情绪不良或者压力过大，可能会导致中枢神经系统改变，从而影响卵巢功能。

养成良好的生活习惯

建议不抽烟、不酗酒、不熬夜。研究显示，一些不良的生活习惯对卵巢功能的确有损害。比如熬夜，睡眠不足、睡眠质量不佳会影响免疫力，导致月经失调、卵巢早衰。又比如吸烟、酗酒，烟草、酒精会对卵泡产生直接或间接损害，引发卵巢功能衰竭。所以，要养成适当运动、均衡饮食、作息规律的良好生活习惯。

远离有毒有害化学污染

杀虫剂、装修材料、染发剂、橡胶和塑料制品、油漆涂料等，都会不同程度地引起卵巢功能衰退。

适龄生育

因为有激素替代治疗，卵巢早衰的患者可以通过补充外来的雌激素改善不适症状，但卵泡的数量从出生就已决定，一旦发生功能衰退，是不可逆的。提倡适龄生育、自然怀孕，可避免因卵巢功能下降甚至卵巢早衰后无法生育，也是对卵巢的保护。

告别"骨感"

提倡保持合理的体重。如果过度追求"低体重"，也会干扰卵巢功能。同时，脂肪是体内激素合成的重要原料，保持体脂率在正常范围，才能维持雌激素的正常分泌。

（陈丽梅）

失眠、烦躁、潮热、骨质疏松……
更年期要继续熬下去吗？

最近 49 岁的王阿姨感觉月经几个月不来了，而且还总是燥热、出汗、脾气阴晴不定。于是她来到了更年期门诊咨询："医生，我这是更年期了吗？"经过医生的综合判断，初步诊断为"围绝经期综合征"，建议王阿姨再查一下激素等相关检查，根据结果再决定治疗方案。王阿姨内心嘀咕："不就是更年期吗，都到这个年龄了，月经不来就不来吧，症状熬一熬就过去了吧？"

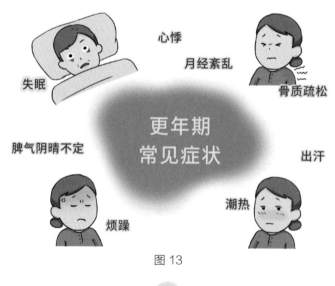

图 13

道不明的失眠潮热，理不清的抑郁焦虑，我们的身体，往往比我们的心理更早认识到"我到更年期了"。《黄帝内经》也记载："女子二七，天癸至；女子七七，天癸绝"。看来，不管寿命多长，生活环境怎么样，从古至今女性绝经的时间都差不多，平均49~50岁。

女性究竟如何发展到这个特殊状态的?

绝经的本质是因为卵巢里面的卵泡耗竭。

我们知道月经要来，要有正常的子宫内膜增生脱落。卵巢产生的雌激素和孕激素就是子宫内膜增生脱落的司令官。但是卵泡是不可再生资源，我们刚刚从妈妈肚子里面出生的时候有100万个，到成年之后可能只剩下二三十万个了，到了50岁前后可能只剩下几百或者1000个，然后慢慢没有功能。有些人剩下几百个的时候可能休眠，就不能够逐渐发育产生雌激素和孕激素，内膜没有司令官来指挥就萎缩了，随之闭经。

正式绝经前究竟会有哪些表现?

在正式绝经三五年之前，有个过渡时期，叫卵巢衰退。在这缓慢衰退过程中，会有一些临床表现，告诉你要小心了。

最早出现的表现是月经周期的变化。如果平常1个月来1次，突然间发生变化，变成比如40天来1次，或者20天来1次，然后10个月之内出现两次这种情况，在排除怀孕、内分泌疾病的前提下，可以认为进入了绝经过渡期，或者进入到更年期。另外还有，燥热、出汗是更年期最典型的表现。有些人还会有关节酸痛、睡眠障碍、阴道干涩、焦虑抑郁、脾气暴躁等表现。

围绝经期到底需要治疗吗?

有些人潮热出汗，或者睡不好，或者焦虑脾气暴躁，可能熬个三五年，等适应激素不够的状态有可能会缓解。还有一类只会越来越严重，比如阴道黏膜变松变薄、同房痛，或者骨质疏松，或者心血管问题。

女性平均 49~50 岁绝经，很多人 40 多岁开始进入围绝经期，从此人生差不多 1/2 至少 1/3 是要落在这个范围。如果不进行科学的诊疗，会显著影响生命质量。目前倡导的全面综合管理概念，不仅需要药物的治疗，还涵盖了生活饮食、运动等多方面。

激素治疗会变胖、会得癌吗？

首先，雌激素性激素本身是不会让人胖的，尤其目前采用的天然技术，甚至水钠潴留都基本上不出现。

其次，女性最关注的癌症：宫颈癌跟雌激素没有关系；雌激素配上孕激素也不会增加内膜癌风险；卵巢癌目前的关联是不会增加，但是如果用激素的时间比较长，有一些类型卵巢癌可能有一定的风险，但是通常情况下这个风险非常小，我们认为这是一个罕见事件。

围绝经期对饮食、运动有要求吗？

关于运动，推荐保持规律的每周 3~4 次的中等量运动，每次半个小时以上。比如，跳广场舞、打球、游泳、跑步或者骑车都可以。饮食上，尤其建议多吃含钙高的食物。奶制品是最好的补钙食物。每天喝牛奶 400~500 毫升，基本上钙的摄入量就够了。而补充活性维生素 D 则可以促进钙的吸收。关于生活中的神话"豆浆"，原来是因为豆制品中含有植物雌激素，在某些场合能够发挥很弱的雌激素样作用，因此更年期适当吃点豆制品可能会缓解部分更年期症状，但无法达到治疗作用。

（邹世恩）

月经改变，更年期提前的信号

33岁的小丽最近三个月总会提前来月经，还总是控制不住一阵阵发热出汗，她以为最近熬夜加班的原因，于是找中医开了方子吃了一段时间却不见好转，不仅如此，脾气还变得很暴躁、夫妻生活也没了兴致、面色枯黄，她来医院查了超声、性激素六项和AMH以后医生告诉她是卵巢早衰。她很担心，自己难道三十出头就要和母亲一样进入更年期了吗？

一般来说，更年期提前主要和卵巢功能有关。卵巢作为女性的性腺，和下丘脑、垂体一起控制着月经。所谓"绝经"，其实可以理解为卵泡耗尽，卵巢"下岗"了，这是一个自然衰退的过程。始基卵泡是反应女性体内卵巢储备能力的最基本单位，它的数量在胚胎发育过程中就已确定，无法再生更新。在女性出生时约有200万个始基卵泡，但只有0.1%可以发育成卵子排出，大多数在发育过程中闭锁消耗。因此，女性的"青春宝"就是卵巢，任何因素导致始基卵泡提前消耗都将导致卵巢功能下降，甚至更年期提前。

哪些因素会导致卵巢早衰？

以下 6 个因素值得关注。①长期接触损伤卵巢的化学物质，如杀虫剂、装修材料、染发剂、橡胶和塑料制品等，都可能不同程度伤害生殖系统，引起卵巢功能的衰退。②不健康的生活方式，如作息不规律、经常熬夜或烟酒过度等也会不同程度损伤卵巢。③长期处于不良情绪中，如烦躁、易怒、精神压力过大及心理疾病等，可能导致中枢神经系统改变，从而影响卵巢功能。④医源性因素。因疾病治疗需要，服用影响卵巢功能的化疗药物或免疫抑制剂等药物，如雷公藤多苷、环磷酰胺等；放疗时的射线损伤；手术时对卵巢组织的破坏或卵巢相关血管的损伤等。⑤自身免疫性疾病、病毒感染等也会损伤卵巢功能。⑥遗传因素，如母亲绝经较早或姐妹绝经较早的女性，本人也可能会出现卵巢更早衰退，更年期提前。

更年期都有哪些早期信号？

大众所说的更年期，医学上称为"围绝经期"，一般在 45~55 岁，平均绝经年龄约为 50 岁。往往在 40 岁之后，正式绝经前，卵巢就开始衰退了。所以，常有女性进入 40 岁"大关"便开始担心，我会不会"早更"？其实更年期的早期信号极易观察，其中最早出现的临床症状就是月经改变，大致可分为 3 种类型。①月经周期缩短，经量减少，最后绝经。②月经周期不规则，周期和经期延长，经量增多，甚至大出血或出血淋漓不尽，然后逐渐减少而停止。③月经突然停止。除此之外，还有关节酸痛、睡眠障碍、阴道干涩、焦虑抑郁和脾气暴躁等表现，都提示可能要进入更年期了。

如何预防卵巢早衰？

女性虽然无法阻止或改变卵巢衰退的自然规律，但是有很多方法可以来减少卵巢衰退带来的不适。

1. 预防肥胖

女性进入更年期后，内分泌代谢紊乱，新陈代谢的速度减缓，容易造成肥胖。肥胖将导致很多慢性疾病甚至癌症的发生，而绝经后的肥胖也是子宫内膜癌的高危因素。建议围绝经期女性将身体质量指数控制在 20.0~26.9 千克 / 米^2 之间。

2. 勤运动

建议女性 1 周进行 3~4 次的中等量运动。比如，跳广场舞、打球、游泳、慢跑或骑车。每周还可以额外增加 1~2 次抗阻力练习，比如举哑铃、仰卧起坐及平板支撑等。适宜心率范围为 100~135 次 / 分，每次至少 30 分钟。

3. 补充含钙食物

由于体内雌激素水平和骨组织合成代谢的下降，更年期女性发生骨质疏松症的比例显著高于男性。每天摄入 300 克鲜牛奶或相当量的奶制品，对预防围绝经期后的骨质疏松症很有益处。补充活性维生素 D 或多晒太阳也可以促进钙的吸收。

规律的作息、适量的运动、健康的饮食，以及良好的精神心理状态，都有助于保持女性良好的生活状态。而对于一些症状较严重，靠自我调节管理无法改善的患者，则需要由专科医生评估，必要时采用相应的激素药物替代治疗。

（陈秀英　李妙然）

年轻女性的卵子保存手册

近年来，女性生殖健康面临严峻挑战，全球范围内生育力出现明显下降趋势，生育力保存已成为妇科领域专家的研究热点。

近日，第四届东方妇产科论坛在复旦大学附属妇产科医院召开，论坛采取线上和线下联动的方式，内容涵盖母胎医学、妇科肿瘤、生殖医学、内镜与微创、妇产科感染、泌尿妇科、妇科内分泌、绝经、子宫内膜异位症、计划生育和妇产护理等 11 个领域。

大会名誉主席、中国科学院院士黄荷凤分析，目前生育率下降受多重因素影响，可能与生育年龄推迟、自然环境、工作环境和食品安全等有关。本次论坛大会主席、复旦大学附属妇产科医院院长、上海市人类生育力保存中心主任徐丛剑认为，生育力下降的趋势非常值得关注，由此导致的人口出生率降低、出生缺陷率增高等问题都会影响人口质量。

不要错过育龄期"黄金线"

从妇产科学和生理角度考虑，23~28 岁是生育的最佳时期。但一项全国免费孕前检查数据显示，有计划妊娠的孕前检查夫妇平均年龄为 29 岁，35 岁以上的高龄初产妇的比例约 10%。

黄荷凤院士坦言，发达国家经历的相关变化表明，生育率会随着社会经济发展而下降。

为了避免因生育年龄的推迟而造成生育困难，专家建议，婚育夫妻应尽早安排生育计划，转变晚婚晚育观念。在最佳生育年龄孕育，不仅能够提高生育质量，还能够让孩子在最佳环境下成长。

性知识缺乏或将成为"绊脚石"

青春期少女不知如何避孕，大学生误把流产当做避孕途径，甚至还有女生被卖卵的违法小广告所吸引。这些现象屡见不鲜，其背后折射的正是青少年性知识教育的缺乏。

据了解，目前世界范围内青少年首次性行为时间呈现低龄化趋势。由此而来的是，缺乏认知力的青少年非意愿妊娠和人流率居高不下。

黄荷凤院士强调，人工流产是降低女性生育力的重要影响因素。手术流产主要通过宫腔操作去除子宫内容物来终止妊娠，如此一来，不仅给女性带来感染风险，同时还会对子宫内膜产生损害，甚至导致宫腔粘连、输卵管粘连、宫颈粘连、子宫内膜异位症、子宫腺肌病和子宫内膜薄等问题。药物流产对生育能力的危害也不容小觑，由于绒毛不能完全脱落干净，导致出血时间长，一般持续7~10天，部分患者可长达20天，因此容易引发炎症，造成输卵管阻塞，从而导致不孕不育。

生育力保护的不足，造成了女性生育能力的下降。黄荷凤院士呼吁，在广泛开展青少年性教育的同时，也要加强妇产科医生的继续教育与学术交流，提高宫腔操作的技术水平，让大家重视术后子宫内膜的修复问题。

冻卵并非保育"后悔药"

生活中，一些年轻女性将冻卵作为保育的"后悔药"。对此，徐丛剑教授特别强调，我国冻卵涉及政策、法规和伦理等多方面。我国法律政策明确规定，健康的未婚女性不可以进行冻卵。

黄荷凤院士表示，卵母细胞的水分含量较高，冷冻过程中易受损伤，所以卵母细胞冷冻技术较胚胎冷冻技术更具挑战性。目前，卵子冷冻技术的复苏率为60%~80%。可见，冻卵并非推荐的保育方法。

关于生育力保存，黄荷凤院士表示，其主要是指保存卵子或生殖组织的方法和手段，适用于有不孕不育风险的人群和因治疗疾病可能影响生育功能的患者。具体方法包括卵母细胞冻存、胚胎冻存及卵巢组织冻存。从国内到国际，胚胎冷冻保存技术相对成熟，目前已经成为生殖医学中心常用的方法和不孕患者的首选。但是国内在卵母细胞冻存、卵巢组织冻存这一领域的发展尚处于起步阶段。

对于恶性肿瘤患者而言，卵巢组织冷冻保存是一种既无需促排卵又不需要推迟肿瘤治疗时间的生育力保存方法。据黄荷凤院士介绍，卵巢组织冻存技术性要求较高，世界范围内开展该项技术的研究仅有十余年历史，目前全世界报道的经冻存卵巢组织移植后出生的健康孩子不超过150个。

徐丛剑教授表示，近年来上海市人类生育力保存中心聚焦女性生育力保存，开展了多项关于卵巢组织冷冻保存的临床研究项目，已有数十名患者通过临床试验研究途径冷冻了部分卵巢组织，她们基本都是恶性肿瘤患者。当日后条件允许时，冷冻的卵巢组织将会被复苏并重新移植回患者体内，帮助其恢复卵巢内分泌功能，并实现进一步妊娠的可能。

（李敏）

试管为何反复失败？

31岁的周女士，结婚6年，从来没有怀孕过，经历门诊促排卵、中医中药调理后依然无果。后经输卵管造影发现双侧输卵管阻塞，最终选择试管婴儿助孕。她先后3次取卵，并移植多枚"第3天优质胚胎"（即受精卵在体外培养第3天形成的卵裂期胚胎），第3次还使用免疫药物"加持"，但均未成功怀孕。

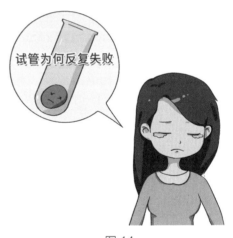

图 14

周女士没有不洁性生活过，更没有人流药流史，她怎么也想不到自己这么"干净"的子宫为什么做了3次试管都没成功，别人一般不是一次就成功抱娃了吗？

夫妇俩拿着厚厚的一沓病历来到笔者所在医院。医生发现两人相关指标均未见明显异常，不孕因素相对单纯，就是"输卵管因素"。考虑到此前移植的是"第3天优质胚胎"，我们建议她此次选用囊胚，即在体外继续培养到第5~6天的胚胎，其着床的潜力更好。移植前，医生特意复查了宫腔镜，排除宫腔粘连、子宫内膜息肉以及慢性子宫内膜炎。但两次尝试，结果依然是失败。为什么？

试管婴儿失败的原因有哪些？

胚胎本身因素、内分泌因素（尤其是孕酮水平）、宫腔相关因素以及免疫因素都可能影响。但经过前前后后反复检查，周女士一切正常，用的也是最优质的囊胚，为何还会反复失败呢？

自然怀孕过程中，胚胎着床需要满足以下 4 个条件。

（1）透明带消失：当精子进入卵细胞形成受精卵后，卵子自身的透明带会消失，表明胚胎着床达到第一步条件。

（2）合体滋养细胞生成：胚胎外有滋养细胞，可逐渐分化为两层，外层会与子宫蜕膜接触融合，形成合体滋养细胞，为胚胎着床提供营养条件。

（3）胚泡和子宫内膜同步发育：受精卵不断分裂形成胚泡，胚泡和子宫内膜要同步发育，才能在分裂完成后进入子宫内膜，继续分化成胚胎。

（4）一定的孕酮水平：孕酮可促使子宫内膜由增生期转化为分泌期，为胚胎着床做准备，胚胎着床后，孕酮能维持妊娠状态。

试管技术可以通过体外受精和囊胚培养，进行囊胚移植来满足第 1 和第 2 个条件；而关于第 4 点，试管的黄体支持一般都足以支撑妊娠。所以，对试管反复种植失败人群来说，最值得注意的就是第 3 点：胚泡和子宫内膜同步发育。

如何选择最佳种植时间？

原来呀，周女士胚泡的种植最佳时间出现了"漂移"。这就好比赶公交车，车子到站太早，没赶上；到站太晚，上错车。适宜胚胎种植的时间被称为"种植窗"，对于正常人群，种植窗是一个宽泛的时间段，长达 2~3 天。而对于一些受孕特别困难的人群，她们的种植窗比较窄，可能会出现"漂移"，只有在特定的时间进行胚胎移植，才可能获得成功。

周女士就属于这种情况。通过种植窗检测，我们发现她的移植时间确实比常人推迟了 1 天半。经过调整之后，她终于顺利怀孕，诞下健康宝宝。

哪些人需要检测种植窗？

也许有人会问，种植窗这么重要，为什么很少有人去检测呢？首先，种植窗的检测费用相对高昂；其次，种植窗的检测需要一整个移植周期的用药和监测配合；再者，大部分患者的种植窗都是正常的。因此，我们更建议反复种植失败且排除其他因素的患者做该项检测。

（陈佳偈）

女人四十　体检加项

　　骨质疏松是中老年常见的骨骼疾病，本文主要强调女性的骨质疏松，每个 40 岁以上的女性都值得关注。女性一生中发生骨质疏松性骨折的危险性高达 40%，而同期男性的危险性仅为 13%。

　　雌激素可以促进钙的沉积、骨的生成，有利于保护骨量。绝经后，雌激素处于极低的水平，骨质疏松就会悄然来袭。骨质疏松的可怕之处就在于早期大多没有明显症状，骨骼疼痛、身材变矮、驼背和脆性骨折这些表现极易与其他疾病混淆，让女性无法设防。骨质疏松常见的骨折部位是髋骨、胸椎、腰椎、骨盆和手腕部等。特别是髋骨和胸腰椎等部位骨折往往会对中老年人造成"致命"的伤害。

　　据中华医学会骨质疏松和骨矿盐疾病分会发布的《原发性骨质疏松症诊疗指南》统计显示，在发生髋部骨折后 1 年之内，20% 的患者会死于肺部感染、褥疮感染等各种并发症，约 50% 患者致残，生活质量明显下降。

　　绝经后，骨质流失的速度到底有多快？《围绝经期和绝经后妇女骨质疏松防治专家共识（2020）》给出的一组数据显示：绝经后早期，前臂远端每年平均减少骨密度约 3%，脊椎和股骨颈绝经后 3 年内平均每年减少骨密度 2%~3%。绝经早的女性（45 岁前），骨密度下降更快速，平均每年骨密度减少 3%~4%。

那么，女性该如何早期发现骨质疏松？不妨先做一下骨质疏松风险测试 1 分钟试题。（注意，该测试题只针对女性。）

国际骨质疏松基金会（IOF）骨质疏松风险 1 分钟测试题：

（1）你的父母曾经被诊断为骨质疏松或曾在轻摔后骨折吗？

（2）你的父母中有人有驼背吗？

（3）你的实际年龄超过 40 岁了吗？

（4）你是否在成年后曾经因为轻摔后骨折？

（5）你是否经常摔倒（去年超过 1 次）或因为身体较虚弱而害怕摔倒？

（6）40 岁以后你的身高是否减少超过了 3 厘米？

（7）你是否体重过轻（BMI 小于 19）？

（8）你是否曾经服用类固醇激素（如可的松、泼尼松）连续超过 3 个月？

（9）你是否患有类风湿关节炎？

（10）你是否被诊断患有甲状腺功能亢进或甲状旁腺功能亢进、1 型糖尿病、克罗恩病或乳糜泻等胃肠道疾病或营养不良？

（11）你是否在 45 岁或以前就停经？

（12）你除了怀孕、绝经或子宫切除外，是否曾停经超过 12 个月？

（13）你是否在 50 岁前切除卵巢又没有服用雌孕激素补充剂？

（14）你是否经常大量饮酒（相当于每天啤酒 1 斤或葡萄酒 3 两或烈性酒 1 两）？

（15）你目前习惯吸烟或曾经吸烟吗？

（16）你每天的运动量少于 30 分钟（包括跑步、走路或做家务）？

（17）你是否不能食用乳制品也没有服用钙片？

（18）你每天从事户外活动时间是否少于 10 分钟，又没有服用维生素 D ？

如果以上任意 1 个问题回答结果"是"，就提示可能存在骨质疏松症的风险。

目前，我国已经将骨密度检测项目纳入 40 岁以上人群常规体检内容。双能量 X 线骨密度吸收依然是诊断骨质疏松的金标准。女性 40 岁以后，即使月经还没有变化，也建议做 1 次骨密度检查，以了解绝经前骨骼健康情况。

（陈曦）

青春期月经不正常，要不要紧？
家里有女孩的要注意了

很多有女儿的家长都有过相同的经历：带着十四五岁的孩子去看月经不调。家中小女初长成，对于月经，"既怕它不来，又怕它乱来。"那么这个阶段的"月经不调"是病吗？

什么时候来月经是正常的？

月经初潮年龄一般在 13~15 岁，但也可能早至 11~12 岁，迟至 15~16 岁。而随着现在生长环境及饮食结构的改变，部分孩子会在 10 岁左右来月经，也是正常的。

性早熟

孩子 8 岁前，出现任何一种第二性征的发育，包括乳房发育或月经来潮，即称为性早熟。性早熟会引起孩子的社交心理问题及身高过早停止增长等问题，需要家长特别重视，及时带孩子就诊。

原发性闭经

孩子在 16 岁后，虽有第二性征发育，但无月经来潮，或 14 岁后无第二性征发育，为原发性闭经，也需要重视并就诊。

为什么月经初潮后会出现紊乱？

青春期的孩子在月经初潮后往往需要 2~4 年的时间才能真正建立稳定的月经周期，也就是说至此月经才会规律。这主要是因为，女孩在青春期时调控月经的下丘脑－垂体－卵巢轴尚未成熟，并且青春期的孩子处在生理与心理的急剧变化期，情绪多变、感情脆弱，再加上各种学业压力、饮食不良及环境变化等，使本就发育不健全的生殖轴受到多种因素影响，导致月经不规律。

在中医看来，月经初潮后，经来或先期而至，或延后而来，或先后无定期，量或多或少，经期连绵不止，皆为月经失调。究其原因，多为青春期肾气未实，冲任不调或脏腑阴阳失衡之故。

青春期"月经紊乱"要不要治疗？

月经失调是个笼统的概念，需要根据具体情况具体分析。在青春期初潮后 2 年内月经周期不规则是常见的，比如，孩子的月经按周期来潮，只是经量或色质有改变，可观察；若孩子在初潮半年至两年内出现月经周期有规律地 2~3 个月来 1 次，5~7 天干净，也可观察。

但是以下几种情况，家长就要引起警惕，要带孩子及时就医。

初潮时间问题

如果孩子出现性早熟或原发性闭经，需要引起重视，进行各项检查后进行针对性治疗。

月经周期问题

如果孩子出现月经来潮后停止 3 个周期或 6 个月以上，称为继发性闭经，也需要引起家长重视，及时就诊。

经期和经量问题

孩子出现月经淋漓不尽、经期很长，甚至持续 10 天至半个月以上时，都需要就诊。如果孩子出现经量增多，甚至大量出血，往往会导致继发性贫血甚至晕厥，这样的月经异常也称为青春期功能失调性子宫出血，需要及时就诊。

怎么检查？怎么治疗？

就诊后，医生通常会根据情况给孩子进行检查，如 B 超检查，性激素测定，检测血常规、凝血功能等，排除由生殖器官病变或全身性疾病（如血液病、肝肾功能异常、肾上腺疾病及甲亢等）所导致的生殖器官出血。

如果确诊为青春期功能性子宫出血，西医通常会采用性激素止血，血止后还需要通过雌孕激素治疗调整月经周期，帮助下丘脑－垂体－卵巢轴恢复功能。

中医药治疗该病多采用滋补肝肾、固冲摄血、健脾益肾、固摄止血、清热凉血、固冲止崩、通因通用、活血化瘀法等。大多医家从肝、脾、肾着手，以补肾疏肝、益气健脾、清热化瘀为主。具体还需根据个体情况，量身定制个体化治疗方案。

（姜歆宇）

原来，雌激素还能调节血脂

52 岁的赵大妈已经绝经 3 年了，最近社区体检报告显示她的血脂偏高。赵大妈心想自己一直不爱吃肉、爱吃素的，怎么血脂还高了呢？听小区舞伴说有款保健品降血脂的效果很好，于是赵大妈也让自己女儿从海外购买了鱼油，结果 3 个月后复查还是高血脂，她很纳闷，自己年轻的时候身板一直很健康呀，现在哪里出问题了呢？

雌激素是女性的全能保护神，无论是在大脑、心脏、血管中，还是眼睛、牙齿、肠道和泌尿道中，或是骨骼和皮肤中，雌激素都能起到保护作用。雌激素正常时，对人体的血脂调节有很大作用，可以有效地维持身体内部胆固醇代谢，改善血脂成分，抑制动脉壁粥样硬化斑块形成，扩张血管改善血供，维持血管张力，保持血压稳定等。

为什么绝经与高血脂有关？

卵巢是雌激素的"生产仓库"，当卵巢要退休时，不再分泌雌激素，这些保护作用就越来越弱。所以，女性绝经后，身体代谢处理脂肪的能力下降，脂肪开始蓄积，脂肪的分布也出现男性化改变，开始逐步向内脏蓄积。再加上更年期全身肌肉量下降，运动量也减少，于是体重飙升和血脂异常就"意外"出现了。

不过你千万不要单纯地认为自己就是"胖"了，血脂异常对女性健康的影响远不止表面上发胖这么简单。包括中国在内的全球 52 个国家参加的 INTERHEART 研究显示：血脂异常是心血管病重要的危险因素，49.2% 的心肌梗死与其相关。相比男性，女性血脂异常与心肌梗死的关联强度更大。而绝经后女性动脉粥样硬化性心血管病，已经成为导致女性死亡的首要原因。

因此，定期监测血脂是防病的重要措施。为了及时发现血脂的异常，应该怎么做呢？绝经期前后的女性：建议每年均应该监测血脂。已经患有心血管疾病或有其他高危因素的：建议应该每 3~6 个月测定血脂或遵专科医师医嘱。

绝经后怎么控制血脂？

尽管绝经后，女性失去了雌激素的保护，但依然可以通过自我调节，来预防或改善血脂异常。血脂异常与饮食和生活方式有密切的关系，饮食治疗和改善生活方式是血脂异常防治的基础。

1. 控制体重减腰围

围绝经期妇女体重指数（BMI）保持在 20.0~23.9 千克 / 米^2；腰围小于 80 厘米，比较有利于血脂控制。注：BMI= 体重（千克）/ 身高的平方（米^2）

2. 适当运动保青春

建议每周至少坚持 150 分钟的中等强度的有氧运动。怎样算中等强度呢？就是运动起来感觉"有点困难"，但仍可以在运动的时候与人交谈。比如：走路、慢跑、骑车、游泳、跳舞等。另外，绝经后女性每周至少进行两次肌肉张力锻炼，如抬腿锻炼或平举上肢等。

3.调整饮食结构

（1）增加水果蔬菜的摄入，最好多选择全谷物食物。

（2）每周至少吃两次鱼，限制饱和脂肪酸和反式脂肪酸。

（3）限制胆固醇，每天少于300毫克（食物中的胆固醇吸收率一般在30%左右，而1个鸡蛋中的胆固醇总量约为200毫克左右）。

（4）限制饮酒，每日酒精摄入不能超过15克（酒精克数与饮品毫升数的换算方法为：酒精量（克）＝饮酒量（毫升）×酒精含量（%）×0.8）。

（5）限制盐和糖的摄入。绝经以后，女性体内的激素发生"翻天覆地"的变化，也带来一系列影响。饮食调整、生活方式的改变，不仅可以改善血脂情况，对于绝经后女性全身心的健康均有益处。

或许有人会问，可以通过激素补充治疗来调节血脂异常吗？绝经后激素补充治疗有其适应证和禁忌证，一般用于改善绝经相关症状、泌尿生殖道萎缩相关问题、低骨量及骨质疏松等情况。至于血脂异常，主要靠生活管理和心血管医生专业治疗手段。

（陈曦）

卵子的 N 种死法

出师未捷身先死

女性一生中，能够长大成熟的卵子非常少，余下的绝大多数都夭折在成长的旅途中。这种还没上战场就死亡的情况一般有 3 种：

第一种，随着年龄增长，卵子没有相应增多，反而大批夭折。养大一个卵子太费精力和时间了，卵巢妈妈精力有限，只好放弃绝大多数，以致它们一出生就死亡。到了性成熟期，剩下的卵子大概只有十万多个。这个阶段，死去的卵子所占比例最大。

第二种，卵子泡在卵泡里，在性激素的作用下可以发育成熟。女性一生中，和能够成熟的卵子约为 400 个左右，但是每个月一般只有一个卵子可以发育成熟，剩下的不到成熟阶段便自生自灭了。

另一种死法比较平等。比如多囊性卵巢综合征的女性，每月基本没卵子可成熟，卵子长大一点就不再长了。不过还好，我长不大，你也长不大，大家同归于尽吧。

活活熬死 成熟的卵子也不见得都很快活，如果女性体内因为激素的问题，卵子成熟了，但是却冲不破卵泡，最终只好死在卵泡里，没破的卵泡发生黄素化了，这就叫作未破裂卵泡黄素化综合征。

无聊死 有的卵子成熟后很顺利地从卵泡中排出了，但有一些女性有慢性输卵管炎，输卵管靠近卵巢的全端部位发生粘连，把伞端的开口给封闭了，甚至伞端结构都不见了，形成输卵管积水。那么，这个可怜的卵子怎么也进不了输卵管，只好在输卵管、卵巢周围无聊地画圈圈，直到生命的终结。

走路累死 有些女性输卵管炎症没那么严重，卵子能进到输卵管腔里。但输卵管还是受到炎症的影响，弯弯曲曲，似通非通，走啊走，既遇不到真命精子，也走不到头，直到累死在输卵管中。

孤独终老而死 好了，有一个卵子历经千辛万苦终于穿过输卵管，却没有遇到真命精子，到了子宫还是孤苦伶仃，自怨自艾，终于跟着"大姨妈"来到外面的精彩世界，可惜却随着姨妈巾被丢弃。

幸福死 总有卵子能等到自己的真命精子，如果在输卵管中相遇、相爱、结合，虽然卵子消失了，但却成就新的生命体，真是幸福死了。

高冷死 还有一种卵子，比较清高，追她的精子如果质量欠佳，她宁可孤芳自赏，高冷至死。

冻死 自从有了试管婴儿这个方法，卵子就多了一种死法。促排出来的卵子多了，有可能暂时用不到，那么就会被放在液氮里冻存起来，有待来日解冻。但不是所有的卵子都那么好命，有的直接被冻死了，没有来世。

（邹世恩）

Get 新技能，带您成为从容优雅的新时代女性

已经步入 40 岁的您是否不经意间会出现潮热、盗汗、头痛、心慌胸闷、情绪烦躁、容易发怒、全身酸痛、情绪抑郁以及月经失调等各种各样的不适感呢？如果您回答：是。那么，或许预示着您已经进入人生的新阶段——围绝经期。

什么是围绝经期综合征?

围绝经期是女性正常的生理时期。女性（≥ 40 岁）随着年龄增长，卵巢功能出现衰退，产生的雌孕激素逐渐减少，出现以低雌激素为主引发的一系列症状，这便是我们常说的围绝经期综合征。

忍无可忍，无需再忍

很多女性朋友片面地认为：既然围绝经期是生理过程，那么也就没有必要去治疗，忍一忍就过去了……身为优秀的妇产科医生的小编在这告诉您：非常抱歉，您的认知是不对的哦，咬着牙挺过围绝经期的做法已经是 20 世纪的事情啦！新时代的女性都是从容优雅并且愉快地度过围绝经期的哟！

So，如何成为从容优雅的新时代女性呢？

首先健康的生活方式必不可少：均衡膳食、规律运动、戒烟限酒、定期体检，重视健康……好吧，这些都是你们听到老掉牙的建议，然而身为优秀的妇产科医生的小编要向你们介绍围绝经期法宝：绝经激素治疗（MHT）。

针对围绝经期综合征，最关键的治疗就是缺什么补什么，缺激素，我们就适当补充激素。绝经激素治疗（MHT）就是补充外源性激素，包括雌激素和其他联合应用的性激素。一旦雌孕激素补上之后，体内内分泌失调和情绪紊乱都可以得到改善，围绝经期带来的各种不适都可以缓解，大大提高生活质量，而且能降低其罹患骨质疏松、心血管疾病、阿尔茨海默病以及结肠癌等疾病的风险，可使其全因死亡率降低 30% 呢！

哪些女性朋友需要进行 MHT 呢？

一般来说，45 岁以前（特别是 40 岁以前）经历自然绝经或医源性绝经的女性，使用 MHT 至少要到平均绝经年龄。年龄小于 60 岁或绝经 10 年内有症状的女性，如无明显禁忌证，接受 MHT 后，其获益远高于风险（如乳腺癌发病风险增加），因此这段时间，也被称为 MHT 的"窗口期"。对 60~70 岁的绝经后女性，在接受 MHT 前需权衡利弊，并使用最低有效剂量，而对 70 岁以上者，则不应启动 MHT。

对于 MHT 疗法我们并不是一概而论，而是进行个体化治疗。因此，在接受 MHT 前，除了要如实向医生反映病史外，女性还应接受必要的体格检查（包括乳腺）和妇科检查（包括宫颈细胞学）。要抽血检验血常规、血生化（包括血糖、血脂、肝肾功能等）、性激素，并做心电图、盆腔 B 超、乳房 B 超或钼靶检查，必要时接受骨密度（双能 X 线吸收法）和血清骨转换标志物等检查。我们优秀的妇产科医生会依据女性的年龄、症状、绝经年数、既往病史、辅助检查结果等为每一位就诊者制定专属的个体化治疗方案并定期随访病情。

（杨宇琦）

备孕知多少?

二胎政策的放开,让更多的年轻妈妈和高龄妈妈加入了备孕的行列,那么我们应该如何科学备孕呢?快随小编来学习一下备孕小知识吧!

首先,我们来了解一下最佳生育年龄:生育年龄对妊娠结局有一定的影响,女性不良妊娠结局风险最小的生育年龄段为26~30岁,其中26岁最低;男性最佳生育年龄:25~35岁。高龄产妇虽然错过了最佳生育年龄,但也不需要过分担忧,加强孕前和孕期保健,一样会有健康宝宝和健康妈妈。其次,小编想向大家灌输一个理念,合格的精子和卵子是一个优质胚胎形成的基本要求,所以备孕需要夫妻双方共同的参与和配合,并不是只属于妈妈的独角戏。

轻松愉悦的心理状态

夫妻双方保证良好的精神状态,孕育是一件顺其自然的事情,只有夫妇都处于良好的精神状态时,精子和卵子的质量相对较高,此时受精,易于着床发育,利于优生。

孕前体检

准备备孕之前先去医院就诊，完善孕前检查，了解自身的身体状况，排除妊娠高危因素，积极治疗相关炎症疾病（如：牙周炎等）和基础疾病等。

严格戒烟戒酒

香烟中尼古丁和酒精中的乙醇会损害精子和卵细胞从而影响孕育质量，甚至导致新生儿先天畸形。建议在计划受孕前3个月至半年内戒烟戒酒，以保证精子的质量。

补充叶酸等维生素

合理补充叶酸可以预防神经管畸形。孕前3个月至怀孕后前3个月坚持补充叶酸（孕前夫妻双方同时补充），正常：0.4~0.8毫克/天，或含叶酸的复合维生素；既往生育过神经管缺陷儿的孕妇，则需每天补充叶酸4毫克。

保持适当运动，增强体质

适当合理的运动可以调节体内激素的分泌，保证精子和卵子的活性。建议每天至少30分钟中等强度运动（健走、慢跑等），同时注意避免长期剧烈运动。相关研究表明，长期剧烈运动会破坏女性体内激素平衡，导致受孕概率下降。

营养均衡的饮食

根据营养结构选择新鲜蔬菜、水果、优质蛋白等。精子发育的成熟离不开锌。锌是男性生育的必备元素。一些不育不孕或前列腺患者的男性皆是缺乏锌所致。蛋类、坚果类、瘦肉及牡蛎这些食物中富含大量的锌。可以根据需求适量选择食用。

避免使用对胎儿发育有影响的药物

备孕期男女双方应注意相关药物服用说明书，避免药物使用不当所致流产、致畸等不良影响；远离放射性物质及有毒物品。

避免高温桑拿

精子由睾丸产生，而精子在 34℃ ~35℃ 环境中最适宜，因此不要刻意制造高温因素，诸如许多男性喜欢的桑拿浴，其实对精子都有不小的损伤。

（杨宇琦）

健康卵巢是女性青春法宝

　　30岁出头的小陈因为工作原因经常熬夜，饮食不规律，"大姨妈"总是提前找她报到，而且量也越来越少。小陈很不放心，就来医院做了生殖内分泌（又称激素六项）检查。等到报告出来，医生说她的卵巢功能已经衰退。小陈非常担忧，她近期刚把怀孕提上计划日程，况且她觉得自己这么年轻，怎么"大姨妈"就要提前跟她挥手再见了呢？

　　从医学上讲，和女性的外貌状态、精神气质关系最大的就是卵巢，可以说是女性的"青春法宝"。20岁左右发育至鼎盛时期，当卵巢功能下降、分泌激素能力不足时，女性便慢慢步入衰老。在面对卵巢老去的事实时，我们可以抓住3个阶段，顺利跨过时间的坎儿。

25岁以后——全面的营养

　　女性青春期启动后卵巢开始逐渐规律排卵，25岁左右卵巢功能达到巅峰。此时，卵巢分泌功能旺盛，指挥全身多个器官协调工作。年轻的卵巢就像晶莹剔透、圆润饱满的新鲜葡萄，这使得女性皮肤光滑、水嫩、有弹性。但随着年龄的增长，会逐渐走下坡路，皮肤开始容易干燥，鱼尾纹也初见端倪。

这段时间要保证全面的营养，多吃含天然植物雌激素的食物，如豆科植物（大豆、苜蓿、芹菜等）及豆制品、核桃、松子仁等；注意多喝水，早起后，饮用200~300毫升凉开水；多吃富含维生素的新鲜蔬菜、瓜果，适当增补富含胶原蛋白的食物（如猪蹄、肉皮、瘦肉、鱼类等），以促进皮肤吸收水分及存储水分。

35岁以后——告别不良习惯

此时，生活和工作双重压力接踵而来，而在月复一月的工作下，娇嫩的卵巢分泌激素功能逐步下降，人体一些器官细胞开始过度疲劳，从而出现衰老症状。如果不能改变抽烟、熬夜等伤害卵巢的生活方式，很有可能引发更年期提前、卵巢早衰，还会出现皮肤衰老，并因脂肪代谢异常、分布不均匀而出现身材走形等。

产后提倡母乳喂养，哺乳时间尽量延长；常喝牛奶，多摄入鱼、虾、大豆等食物，这些食物所富含的植物性雌激素能弥补部分雌激素分泌不足；做好体重管理，BMI不应超过25，体脂百分比不应超过28%；作息规律，不熬夜、不吸烟、拒绝被动吸烟，保持心情愉悦。

更年期——动起来走出去

这是女性体内激素水平最为动荡的时期，主要表现为卵巢开始萎缩，卵泡刺激素水平持续升高，合成雌激素能力急剧下降，从而导致身体各项机能开始"亮红灯"。而且，对"颜值"的影响也很大，女性会出现大量的皱纹、黄褐斑、老年斑等。

此时运动更重要，进行适当的有氧运动；减少吃脂肪、胆固醇高的食物，多吃瓜果、蔬菜等这些天然"降脂药"；多吃一些可以促进胆固醇排泄、补气、养血、延缓面部皮肤衰老的食物比如粟米、红薯、魔芋、柠檬、核桃及富含维生素 E 的卷心菜、花菜、花生油等。

如果更年期症状严重，还可以使用激素替代治疗。另外部分中医疗法也可以协助改善症状。

（郑颖馨　罗雪珍）

雌激素并非多多益善

38 岁的张女士最近总是感觉阴道干涩、有时还会瘙痒灼痛，时不时伴有失眠头痛，便去医院就诊。检查发现雌激素水平降低，医生确诊为卵巢功能减退，建议张女士先使用外用药物来补充雌激素。医生给张女士开了一种进口的皮肤外用的雌激素药物，并嘱咐张女士每天按照说明少量涂抹。张女士试用了几天后，感觉皮肤变得很有弹性，细腻光滑，整个人的精神状态和症状也有所好转。她觉得疗效非常好，于是擅作主张把雌激素药膏当做护肤品一般，每天涂抹在自己脸上。几个月后，她的阴道开始出现不规则的出血，张女士这才意识到，自己"捡了芝麻，丢了西瓜"。

有些人希望借助外在的药物来留住雌激素，延缓衰老，永葆青春。但是激素治疗是个体化的，医生要在综合评估患者症状、需求、风险、获益和个人期望的基础上，选择激素的种类、剂量、配伍、途径和使用时间，患者绝不可以自行乱用。今天，我们就来简单聊聊雌激素的那些故事。

雌激素作用何在？

雌激素对女性的作用巨大，它主导女性第二性征发育，调控女性体内环境稳定，月经来潮、生育能力等都与之相关。此外，它能够让女性皮肤细嫩、曲线优美、凹凸有致，堪称女性魅力的源泉。意大利科研人员对 300 名 20~30 岁女性进行了研究，通过测量她们的身体质量指数、腰围臀围比例及胸围等，按照 5 分制打分。研究发现，身材、外貌较好的女性，其体内雌激素也相应较高。

如何保持雌激素的平衡？

雌激素在女性体内是一个动态变化的过程，幼女体内雌激素处于较低水平，随年龄增长，由青春期至育龄期，女性雌二醇（简称"E2"）水平不断提高。E2 随卵巢周期性变化而波动，正常月经周期中，E2 会有两个高峰：排卵前、排卵后 8 日（低于第一个高峰），而卵泡早期其水平最低。

正常情况下，不建议女性额外补充雌激素打破原有的平衡。没有任何症状、疾病的情况下，补充雌激素反而会引起子宫肌瘤、子宫内膜癌及月经失调等。

不同女性的个体差异较大，但总体处于动态平衡的状态。对于多囊卵巢患者而言，多毛、痤疮等症状均与雄激素升高有关，而雄激素可转化为雌酮，患者体内会存在持续分泌的雌酮和一定水平的雌二醇。所以，一般不需要补充雌激素，反而应定期补充孕激素，降低子宫内膜病变的发生率。对于子宫肌瘤、子宫内膜癌、乳腺癌等与雌激素相关的疾病，患者更应减少雌激素的摄入。

食补的雌激素有用吗？

许多女性认为多喝豆浆、多吃豆制品可以养颜美容，事实果真如此吗？天然豆制品中含有的异黄酮是一种弱植物雌激素。在人体内雌激素生理活性强的情况下，异黄酮能起到抗雌激素作用。研究证实，其可以降低受雌激素激活的癌症风险。当女性绝经时，雌激素水平降低，异黄酮能与受体结合，并起到弱雌激素的作用。但是，异黄酮与受体结合时，只能产生万分之一的雌激素作用。也正因如此，子宫肌瘤、乳腺癌等激素相关性疾病患者可以放心食用豆制品。

谁为雌激素掌舵？

那么，到底哪些女性需要补充雌激素呢？一般来说，更年期、绝经后、卵巢早衰、手术切除卵巢、放化疗导致卵巢功能衰竭等原因造成雌激素持续低水平的女性，可在医生指导下服用雌激素。但必须注意的是，由于子宫内膜对于激素的敏感性，补充雌激素的同时应定期使用孕激素保护子宫内膜，避免对子宫内膜长期、持续的刺激而诱发子宫内膜病变。

我国普通女性人群接受激素补充治疗的仅为 1%~2%。在激素替代治疗前，医生会全面评估，排除禁忌证（如乳腺癌、孕期、血栓性疾病和肝肾功能障碍等）。制定个体化方案、定期复查，将有效改善雌激素降低导致的一系列症状。

（王倩　罗雪珍）

经前期，你不是故意"作"

国外有研究表明，经前期综合征的发生率为 30%~40%。我国的研究表明，50%~80% 的育龄期女性，至少有过 1 次轻度的经前期综合征，其中 30%~40% 需要治疗，2%~10% 已严重影响正常生活。

经前期综合征（PMS）是指女性来月经前出现的一系列生理和情绪方面的不适症状，与疾病无关，月经结束后会自行恢复正常，但症状严重时会影响正常生活。经前期综合征有随年龄增长逐渐加

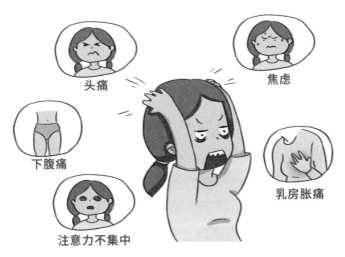

头痛　焦虑　下腹痛　乳房胀痛　注意力不集中

图 15　经前期综合征（PMS）

重的趋势，常在 40 岁左右或围绝经期开始加重。

经前期综合征一般表现为以下 3 个方面。①躯体表现：头痛、下腹痛、乳房胀痛、水肿、食欲亢进及体重增加等。②精神表现：情绪不稳定、易怒、感觉无助、容易疲劳、焦虑、抑郁、睡眠障碍等。③行为改变：注意力不集中、兴趣降低、工作效率低且容易出错等。

经前期综合征的确切病因不明。目前的研究认为，其可能与精神因素、社会因素、卵巢激素失调和神经递质异常等有关。很多女性工作和生活压力很大，精神比较紧张，加之来月经前（黄体后期）雌、孕激素撤退引起激素水平波动，可能影响 5- 羟色胺、阿片肽等神经递质的浓度和活性，从而影响情绪。经前期综合征较轻时，女性可以进行自我控制和调节；症状严重时，女性难以自控，正常生活都可能受到影响。因此，经前期综合征的种种表现绝不是女性故意在"作"。

女性可以通过以下几方面改善症状

调整生活方式：症状较轻的女性，可采取调整生活方式、认知行为疗法等方法改善症状。生活方式调整包括进行规律的有氧运动，避免不良生活事件及调整睡眠习惯等。纠正负面情绪、改善行为模式等认知行为疗法，适用于改善紧张、疼痛等症状。在医生指导下适量补充钙和维生素 B_6，可以减少不适，改善情绪。

药物治疗：症状严重的女性需要在医生指导下辅以药物治疗，如口服复方避孕药、选择性 5- 羟色胺再摄取抑制剂、促性腺激素释放激素（GnRH）激动剂及抗抑郁药等。

中医治疗：中医认为，经前期综合征的形成与经前血注冲任血海、全身阴血相对不足、阴阳失调及脏腑功能紊乱有关。治疗应以"虚则补之，实则泄之"为原则，采取疏肝理气、活血化瘀、益气养血、健脾利水、滋肾温肾等不同方法。

（王凌）

人工流产危害大，或可导致不孕

有时候门诊会碰到一些自述结婚几年怀不上孩子的患者，其中有不少在妇科检查时宫颈无异常，双侧附件区（输卵管和卵巢统称附件）稍增厚，轻度压痛，时有时无或无明显压痛，未扪及包块或摸不到明显的肿块；之前做的血常规、通液术未见异常，超声检查均提示没有特别异常。但是，当问及婚育流产史，会发现不少人年纪轻轻就已经做过多次人工流产（以下简称"人流"）或药物流产，有些人甚至有过术后出血期较长并有发热情况，由于当时年龄小，也未好好治疗。对于这样的求诊者，医生一般会开具子宫输卵管造影检查单，结果常常提示一侧或双侧输卵管不通畅。这很有可能和之前的多次"人流"经历有关。

"人流"会有哪些后遗症？

我国每年约 800~1300 万女性经历"人流"，将近 2/3 的人年龄仅为 20~29 岁，且多数未婚，而当中重复（多次流产）率达 55.9%。

无论"人流"手术或是药物流产，都对身体有危害，且危害性随次数增多而增大。

除了流产手术时可能发生的一些意外情况，如子宫穿孔、流产不全、人流综合征、术中大出血等，流产手术后短期还有可能出现出血、感染、腹胀或腹痛、乳房胀痛等不适，并且"人流"的危害不止于此，术后感染或多次流产可能导致子宫内膜损伤、宫颈或宫腔粘连、输卵管粘连、慢性盆腔炎，严重的发展为不孕不育。

我国继发性不孕患者中，将近90%的患者有过至少1次"人流"史。所以，大家平时需要做好避孕措施，尽量避免不必要的流产手术；如意外怀孕，不得不手术，在流产术后一定要重视身体恢复情况，有不适或异常及时就诊，保存生育功能，这点非常重要。

"人流"术后：守护生育力

首先，术后复查不可不做。通常建议在术后14天左右复查，主要是了解有无出血不净、腹痛发热等异常情况，必要时需要做超声检查以评估子宫的恢复状况、是否有残留物。如果术后出血量明显大于月经量且有腹痛或发热等情况，可能存在流产不全或感染的可能，建议不要盲目等待，及时到医院检查。

其次，安心休养，留足恢复时间。术后卧床静养2~3天，避免重活、累活，但也不需要像民间说的"坐小月子""半个月不能下床、不能洗头洗澡"等。休养2~3天后，可以适当活动和淋浴，否则容易发生下肢血栓或感染等。

术后要适当补充营养，主张优质蛋白及清淡饮食，如鱼、蛋、肉、瓜果蔬菜，尽量避免辛辣重口味食物。怀孕达12周以后再流产者，因为孕周大，子宫受到的伤害更大，甚至会出现抑郁情绪。这时候，亲友的陪伴和心理支持非常重要。

再者，要避免术后感染。流产后1个月内，建议淋浴，不要盆浴，以免污水逆行进入体内，引起妇科炎症。内裤和卫生巾需要勤换，避免细菌定植。

最后，性生活要克制。"人流"后，子宫内膜受到损伤，剧烈的性生活刺激子宫，平滑肌收缩，可能导致子宫异常出血以及感染，这样的案例时不时会在妇科门急诊碰到。至少要等 14 天复查后没问题，并且阴道流血已经彻底干净，才可以进行性生活。子宫内膜修复和宫颈口闭合都需要充分的时间，建议最好等恢复正常月经周期后再同房。

还需记住，再次怀孕要等到流产 3~6 个月以后，所以这期间发生性生活时，都要做好避孕。短时间内再次非计划怀孕，带来的连续二次伤害影响更大。

多次流产：需积极治疗

如果流产次数超 2 次，有不全流产、胎盘粘连、宫腔粘连、宫腔手术等情况，手术后首先单用雌激素给药法、雌孕激素序贯疗法或复方短效口服避孕药治疗 1~3 个周期。如短期内无生育计划的，建议流产后即开始服用短效口服避孕药，一是避免再次意外怀孕，二是可以减少术后出血多或出血不止的异常情况，也间接降低盆腔感染的风险。

提醒女性朋友，"人流"非小事，要找正规医院，医生技术和医疗质量都有保证；切记别网上购买药物服用，不负责任的操作都有可能对身体健康造成不可逆的伤害。最重要的是，学会爱自己，尤其是年轻的育龄期女性，没有妊娠计划时应该做好避孕，尽可能避免意外妊娠。

（方芳）

雌激素水平低，要补吗？

小帆最近在刚来月经时做抽血检查，雌激素只有100皮摩尔/升，同时体检的同事却有500皮摩尔/升。"医生，这是代表我体内缺少雌激素吗？需要补充吗？"她赶紧来到门诊询问。

雌激素并非一成不变

通常，我们通过抽血检测到的雌激素是雌二醇（E2），是人体内雌激素最主要的活性成分。育龄期女性的雌二醇值会随着卵巢周期的变化而变化。

一个完整的卵巢周期包括：卵泡期、排卵期及黄体期。卵泡开始发育时，只分泌少量雌激素，至第7天分泌量迅速增加，于排卵前形成第一个高峰。在排卵后1~2天，黄体开始分泌雌激素，使血液循环中的雌激素逐渐上升，在排卵后7~8天形成第二个高峰。此后雌激素水平下降，于月经来潮时达最低水平。

因而，雌二醇的正常值，在不同时期有所差别。同样的100皮摩尔/升，如果是在排卵期就有点低，但小帆是在月经刚来的时候检测的，属于卵泡期，并不算低。一般不建议正常、没有任何症状的女性去做性激素检查。

雌激素水平为什么会低?

1. 生理性因素

青春期以及绝经后:青春期前,卵泡仍未开始发育,而绝经后卵巢功能衰竭,因此,雌激素水平均较低。

某些特殊时间:如产后雌激素水平较低。

月经刚来潮:在正常月经周期的初期,即月经第1~4天,卵泡刚开始发育,雌激素分泌较少,是整个月经周期中雌激素水平最低的时期。

2. 病理性因素

一般疾病:精神紧张、过度运动、节食或者厌食症及其他饮食障碍。

脑垂体疾病:下丘脑及垂体的肿瘤或垂体梗死等。

卵巢性雌激素水平低下:围绝经期、早发性卵巢功能不全、卵巢早衰等。

其他系统疾病:如慢性肾病等导致雌激素水平下降。

医源性因素:子宫内膜异位症的促性腺激素释放激素治疗过程中,会出现雌激素水平的下降。

如果雌激素过低,即便是生理性原因,也会带来一定影响。一般来说,不管哪个时期,如果雌二醇水平低于110皮摩尔/升,则会出现潮热、出汗等血管舒缩症状,如果雌二醇水平长期低于70皮摩尔/升,就会出现骨量丢失等问题。

雌激素水平低怎么办?

通常生理性的雌激素水平较低且没有什么症状,无需处理,也不用额外补充。补充雌激素是用来治病的,健康人群不需要用药或保健品。很多让人看起来皮肤细腻、光彩夺人的保健品，往往添加激素，未遵医嘱不恰当使用，反而会有致病风险。如果确实因为雌激素低出现症状，应及时咨询专业医生，判断需要用药还是改变生活方式。

但是，对于围绝经期的女性来说，建议在窗口期尽早进行激素补充，早补充早受益。因为绝经后雌激素水平低，更容易骨代谢失常引起骨质疏松，心脑血管疾病的发病率也会明显上升，激素补充是为了改善症状，预防骨量丢失、心血管疾病等并发症。

对于其他病理性的雌激素水平下降，比如人到中年卵巢早衰，需要到生殖内分泌门诊就诊，针对不同的疾病，在病因治疗的基础上再进行雌孕激素序贯疗法，补充生理需要量。

必须强调，雌激素的补充可不是自己吃点保健品那么简单，需要医生严格评估，个体化用药。

（马菱蔚　夏和霞）

读懂"激素六项"报告

"激素六项"检测，又称"性激素六项"检测、"生殖激素六项"检测，是生殖中心常规的基础检查项目，可以通过测定各项性激素水平，了解女性的卵巢功能、诊断与生殖内分泌失调相关的疾病。一般检测月经来潮 2~5 天基础状态下的激素水平。对于检测的结果，具体该如何理解呢？

为什么要检测？

通过性激素检查，可以了解女性内分泌功能，筛查和诊断内分泌失调导致的相关疾病，包括女性原发或继发性闭经、多囊卵巢综合征、卵巢肿瘤等，还可作为女性备孕前的常规检查，以此了解卵巢功能，同时对不孕症的诊断具有一定临床意义。

谁需要检测？

备孕女性都可以将其作为常规检查。35 岁以下、月经周期规则的备孕女性，不一定需要检查；如果超过 35 岁、月经周期不正常、黄体功能不全、有多囊卵巢综合征等疾病的备孕女性，一般建议检查，同时遵医嘱增加甲状腺功能及抗苗勒氏管激素的检测。

解读"激素六项"

雌二醇（E2）

主要由卵巢的卵泡分泌，少量由肾上腺产生，为女性体内的主要性激素之一，对维持女性生殖功能和第二性征有重要作用。

雌二醇水平在月经周期的不同时间也呈现周期性变化，是判断有无排卵、卵巢储备功能、监测卵泡成熟和卵巢过度刺激综合征及诊断性早熟等的指标。

睾酮（T）

女性体内的睾酮是由卵巢及肾上腺皮质分泌的雄烯二酮转化而成，主要作用是促进阴蒂、阴唇以及阴阜的发育，对雌激素具有一定的拮抗作用，同时会影响女性的全身代谢。女性患多囊卵巢综合征时，睾酮可能会增高。

孕酮（P）

由卵巢的黄体分泌，少量由肾上腺产生，主要功能是促使子宫内膜从增殖期转变为分泌期，从而有利于受精卵的着床和维持妊娠。

孕酮的测定，可以帮助我们判断是否排卵、了解黄体功能及辅助诊断先兆流产等。

促卵泡生成激素（FSH）和促黄体生成激素（LH）

都由垂体前叶细胞产生，两者协同作用，促进卵泡成熟、排卵及黄体生成，促使雌激素和孕激素的分泌，同时也是评估卵巢功能的良好指标。

根据 FSH 和 LH 的水平情况，协助判断闭经原因、提示卵巢储备功能、诊断多囊卵巢综合征、性早熟及绝经等。

催乳激素（PRL）

由垂体催乳激素细胞分泌，主要功能是促进乳腺增生、乳汁生成和排乳，同时还参与机体的多种功能，特别是对生殖功能的调节。

催乳素合成和释放过多，会导致女性泌乳、不孕、无排卵伴闭经等。异常泌乳、原因不明不孕、垂体微腺瘤时，需要检查催乳素。应急刺激如麻醉、手术、运动、低血糖等，均可能引起PRL的分泌，建议检查前先静坐至少30分钟后再去抽血。

（余敏）

"老朋友"为啥不来了？

小张，25岁，小姑娘特别爱漂亮，为了保持身材苗条，经常不吃主食，吃饭也是有了上顿没有下顿；"功夫不负有心人"，经过一段时间的"节食"，体重果然是有了大幅度的下降。正当她暗自窃喜的时候，却发现每个月按时来的"老朋友"已经好久没有光顾了。开始她还觉得没有了月经的干扰，生活确实自由了不少，但是时间久了，就不对劲了。作为一个正常生育期的女性，怎么能没有"老朋友"呢？

女性朋友们每个月的月经，经常会给她们带来很多烦恼，比如要出去旅游了，"老朋友"偏偏来了；有时候还会出现月经不调或者经量增多的情况。但是如果"老朋友"总是不来，也是一件非常麻烦的事情，这就是我们今天要讲的——闭经。

闭经分为生理性闭经和病理性闭经。其中，生理性闭经属于正常现象，包括4个时期，即青春期前、妊娠期、哺乳期和绝经后。而临床上常常是因为病理性闭经来就诊，按照既往有无月经来潮，分为原发性闭经和继发性闭经。下面为大家分别介绍一下这两种病理性闭经。

原发性闭经

指年龄超过 14 岁，第二性征未发育；或年龄超过 16 岁，第二性征已发育，月经还未来潮。常见的原因有：

（1）性腺发育障碍：如特纳综合征（Turner Syndrome）属于先天性卵巢发育不全。是由于女性 X 染色体缺失或结构发生改变所致。

（2）米勒管发育不全综合征（MRKH 综合征）：约占青春期原发性闭经的 20%，由副中肾管发育障碍引起的先天畸形。临床表现为始基子宫或无子宫、无阴道。

（3）下丘脑功能异常：因下丘脑促性腺激素释放激素（GnRH）缺乏，垂体分泌促性腺激素（Gn）低下，从而使雌激素低下。临床表现女性第二性征缺如无阴毛、腋毛，外阴幼稚型，嗅觉减退或丧失。

继发性闭经

指正常月经建立后月经停止 6 个月或按原有月经周期计算停止 3 个周期以上。继发性闭经常见的原因有：

（1）下丘脑性闭经：

特点是下丘脑合成和分泌促性腺激素释放激素（GnRH）缺陷或下降，导致垂体促性腺激素即卵泡刺激素（FSH）和黄体生成素（LH）的分泌障碍，属低促性腺激素性闭经。如精神压抑、紧张、忧虑、环境改变、过度劳累、情感变化等，都可能引起神经内分泌障碍而导致闭经。体重下降和神经性厌食也可导致下丘脑多种激素分泌降低，从而引起垂体多种激素分泌下降。另外长期服用某些药物、长期剧烈运动亦可引起继发性闭经。

（2）垂体性闭经：

腺垂体器质性病变或功能失调，都可以影响促性腺激素分泌，继而影响卵巢功能引起闭经。如垂体梗死：常见的为希恩综合征（Sheehan's syndrome）是由于产后大出血导致垂体缺血性坏死；垂体肿瘤：如分泌催乳素的腺瘤可引起闭经溢乳综合征等。

（3）卵巢性闭经：

卵巢分泌的性激素水平低下，促性腺激素升高，子宫内膜不发生周期性变化而导致闭经。属于高促性腺激素性闭经，如卵巢早衰，即女性 40 岁前由于卵巢内卵泡耗竭或医源性损伤发生卵巢功能衰竭。

（4）子宫性闭经：

包括感染、创伤导致宫腔粘连引起闭经。

其他的原因包括：甲状腺功能减退或亢进、肾上腺皮质功能亢进、肾上腺皮质肿瘤等都可以引起闭经。

需要注意的是：诊断闭经前应首先除外妊娠可能。

那么"老朋友"不来了，我们应该如何进行治疗呢？如果出现闭经应尽早来医院就诊以明确病因，给予个体化治疗。如果是继发性闭经，要做到调整饮食习惯，保证足够的营养物质的摄入。保持心情舒畅，适当地进行体育锻炼和体力劳动，以增强体质，同时加上合理的作息，并避免过度劳累。相信在医生的指导下，不久"老朋友"就会重新登门的。

（车祺）

多囊卵巢综合征能治好吗？

小叶今年 30 岁，是一名企业销售，平时经常熬夜加班，工作压力比较大，饮食不规律，工作忙时经常吃快餐。近年来情绪较急躁，逐渐出现月经量少，周期不规律，近半年月经停闭，体重上升明显，面部较油腻，出现较多痤疮。去医院就诊，查 B 超提示卵巢多囊样改变。医生告知，小叶得了多囊卵巢综合征（以下简称"多囊"）。小叶比较紧张，问医生这个病能否治得好呢？

多囊卵巢综合征（PCOS）是育龄期女性最为常见的生殖内分泌代谢病，往往表现为月经不规律，多毛，B 超下提示卵巢多囊样改变。除此之外，常合并肥胖、胰岛素抵抗、糖脂代谢紊乱等心血管代谢紊乱。当许多女性被诊断为 PCOS，第一反应便是问医生多囊是否能够治疗得好？

PCOS 需要怎样治疗呢？

就目前的医学认知来说，PCOS 的发病机制仍不清楚，既有遗传易感性，同样也受到环境因素的影响，譬如不良的生活方式。因此，多囊卵巢的治疗都是对症治疗，无法达到治愈的目标，就如同糖尿病和高血压一样，是需要进行长期的健康管理。对于无生育要求的女性，治疗主要是恢复正常的月经周期，改善高雄及防治代谢综合征和并发症的发生。对于有生育要求的女性，改善高雄、代谢紊乱和并发症，促进生育和孕期管理。所以最重要的是对已经出现的症状，及时就医，并坚持正确管理，让病情达到缓解的作用。生活方式作为 PCOS 最为基础的干预手段，如果能进行相应调整，那么相关症状影响也小一些。

PCOS 的生活方式干预有哪些？

多囊女性需要在饮食上格外重视，要尽量保持饮食的均衡，避免油腻食物，含糖量高的食物，不要暴饮暴食以及挑食。运动不仅能降低体重、改善糖代谢、减轻胰岛素抵抗，还能降低雄激素的水平和作用，改善内分泌，使生育力达到恢复。有研究表明，将体重降低 5%~10% 能够使大部分的患者恢复排卵和月经，达到受孕的目的。多囊女性可以进行适当运动，在运动的选择上可以选择一些慢跑、快走、游泳、自行车、健身操等有氧运动。保持良好的作息习惯与健康有着分不开的联系，一定要保证早睡早起，避免熬夜。保证一个良好的睡眠环境和充足的睡眠时间。多囊女性常常合并一些情绪精神压力，尤其是青春期女性，常常因高雄性激素的临床表现或者体态偏胖，出现自卑焦虑情绪，同时面临着学习任务压力。因此，在治疗过程中，医生和家长一定要给予患者合理的心理疏导，另外患者自己也一定要学会减压，积极地面对生活中的每一件事情。

因此，多囊虽不能治愈，但能通过长期管理，改善各种症状，所以得了多囊，千万不要害怕。

（木良善）

复发性流产的小知识

小王今年 30 岁，2 年前她与同为大学同学的丈夫走进了婚姻的殿堂，结婚后夫妻俩便渴望拥有一个可爱的宝宝，很快小王就怀孕了，但是怀孕 2 个多月便出血流产了，医生说可能是偶然情况，休息一段时间后小王再次怀孕了，可这次同样是怀孕 2 个多月再次发生了流产的情况，令夫妻二人伤心不已。

小王过去并没有怀孕过，夫妻俩年龄不大，平时每年定期体检，身体健康，双方家庭中也没有遗传病史等异常情况，到底是为什么总是发生流产呢？

目前我国将与同一配偶连续发生 2 次及以上在妊娠 28 周前的妊娠丢失定义为复发性流产，包括生化妊娠，其发病率有逐年上升趋势。

反复流产对女性的身体及心理都造成了极大的伤害。既往流产次数是复发性流产的预后影响因素，因此像小王这样既往发生 2 次流产的女性应当进行干预了，那么发生了复发性流产，有哪些我们需要知道的信息，又如何进行治疗呢？

生化、空囊、胎停、自然流产傻傻分不清楚?

胚胎发育是一个渐进的过程,一个健康的胚胎发育会伴随着人绒毛膜促性腺激素(human chorionic gonadotropin,HCG)的逐步升高以及 B 超上可见的孕囊、卵黄囊、胚胎等结构的发育,B 超和 HCG 检查也是临床医生最常为怀孕女性开具的检查。胚胎是我们的宝宝,孕囊则是宝宝居住的"房子",而卵黄囊则为宝宝提供营养代谢等功能,这些结构都是非常重要的。妊娠丢失或停滞可能发生于胚胎发育的各个阶段,了解过往流产发生在哪个阶段对于医生制定治疗方案也有一定的提示作用。

当早早孕期间检测到血 HCG 阳性,可 B 超检查还未检出孕囊胚芽的时候,HCG 便出现了下跌,这就是生化妊娠。随着大众对健康知识的认知提高以及辅助生殖技术的应用发展,生化妊娠也受到越来越多的重视。

当 B 超检查中见到孕囊,而未进一步发育出卵黄囊或胚胎,因此不能存活的妊娠称为无胚胎妊娠即空囊。

而胚胎停育往往指有孕囊及卵黄囊,未进一步见胚芽胎心,或胚芽 ≥ 7 毫米无胎心搏动,或出现胎心后胎心消失。这类患者往往并没有明显的临床症状,或有少量阴道出血、轻度腹痛等先兆流产症状,也可称为稽留流产。

自然流产定义为妊娠 28 周前、胎儿体重不足 1000 克的自发性妊娠丢失者。随着孕产妇及新生儿诊疗技术的不断进步,国际上有些国家和地区将妊娠不足 20 周,胎儿体重小于 500 克终止者称为自然流产。自然流产往往也指由超声检查或组织病理检查确认的临床妊娠流产,80% 以上发生在怀孕前 3 月,即早期自然流产。

为什么会发生复发性流产呢？

造成复发性流产的原因复杂，包括染色体异常（包括夫妻双方及胚胎染色体异常）、女性生殖道解剖异常（如子宫畸形、宫腔粘连、宫颈机能不全等）、内分泌异常（如甲状腺功能减退、高催乳素血症等）、严重感染、血栓前状态、自身免疫功能异常（如抗磷脂综合征、系统性红斑狼疮、干燥综合征等）、男方因素及环境心理因素等。

除此之外仍有约 50% 的患者进行详细检查后仍不能找到明确的病因，称为不明原因的复发性流产，目前大量研究认为这类患者的发病机制可能与母胎免疫耐受失衡有关，通俗来说，胎儿携带了一半爸爸的遗传物质，在它进入妈妈体内后，妈妈的免疫系统会将胚胎视作一个"外来物"从而对其进行攻击，正常情况下母体的免疫系统通过一系列调节，会对胚胎产生一种"豁免"，使胚胎免受免疫系统的攻击而顺利生长发育。但在异常情况下，这种对胚胎的"豁免"消失了，胚胎便发生了流产。

发生复发性流产后该怎么办？

复发性流产的治疗，其专业性是较强的，建议至专门的复发性流产或生殖免疫门诊就诊，进行全面系统的病因筛查，包括夫妻双方染色体检查，女性内分泌、自身免疫抗体、凝血指标、生殖道分泌物检查以及 B 超子宫动脉血流检查，男方精液常规及碎片率检查等等，根据检查结果分析可能的病因，进行针对性、个体化治疗，其治疗手段包括药物治疗、手术治疗、第三代试管婴儿等等。在成功妊娠后也应注意妊娠期随访，及时调整药物，注意预防药物治疗的副作用。

（贺立颖）

更了吗？让我来告诉你

小方妈妈急匆匆地来到我的诊室，满脸的疲惫"医生，同事和家人们都说我是更年期，您说是吗？"小方妈妈今年 47 岁，家庭和睦，夫妻感情好，孩子学习优秀，工作非常出色，是什么让小方妈妈这么焦虑呢？小方妈妈接着说，"医生，我这段时间月经不规律，睡眠差、精神萎靡，容易暴躁，一点就着，跟我孩子聊着聊着就吵起来了……您说，这是怎么回事呀？"

我不由得哑然失笑。小方妈妈，您这是被更年期撞了一下腰呀！更年期，这一女性正常的生理过程，是一个在日常生活中经常被使用的名词，更多时候带点贬义。大家想到更年期，基本上就是：情绪多变、喜怒无常，仿佛揣了火药桶，随时随地爆发……但事实上，更年期是所有女性人生的必经阶段；那么更年期到底是什么，让我来告诉你。

什么是更年期？

更年期是女性正常的生理过程，是自然绝经前后的衰老过程。女性 40 岁以后，卵巢功能逐渐衰退，激素水平下降，引起身体和心理的一系列变化，从而出现症状，比如：潮热、阵发性出汗、烦躁、关节痛、睡眠差、性欲下降，严重者可以出现骨质疏松、心血管疾病及阿尔茨海默病等疾病。

实际上，更年期并不是一个医学名词，它只是大家日常生活中的一个通俗说法。一般情况下，更年期没有十分确切的年龄范围，大多数会出现在 50 岁左右，也有极少数人 40 岁左右出现。

在医学上，我们称更年期为围绝经期。正常 1 个月经周期是从当月月经来潮的第 1 天到下次月经来潮第 1 天。正常育龄期女性月经周期规律，一般在 28~30 天，经期 5~7 天；如果月经周期延长，周期达 40~50 天以上，并且在多次月经周期中重复出现就意味着女性卵巢功能下降，进入围绝经期可能。简而言之，月经乱了就是进入了围绝经期。

什么时候围绝经期结束呢？

最后 1 次月经结束后 1 年及以上，未有月经返潮，这就是绝经了，也就是围绝经期结束了。

更年期有什么表现？

1. 身体的变化

（1）月经变化：月经紊乱是更年期最常见的表现；通常女性会出现月经周期逐渐延长，经量逐渐减少，以至停止；或者月经开始紊乱，间隔持续时间长短不一，月经量时多时少。

（2）血管症状：常出现面部潮红，潮热，出汗等症状。时有感到阵发性发热，特别是脸、颈部、胸部等，可持续几秒钟到几分钟不等，发作频率可能一天几次，也可能一天几十次。

（3）神经精神症状：表现为自主神经系统功能不稳定症状，比如心悸、皮肤感觉异常（麻木、蚂蚁爬行、针刺等）、易怒、焦虑不安、睡眠障碍（入睡困难、容易醒来、醒来后难以入睡）等症状，不能自我控制，还可以表现为记忆及认知功能下降。

（4）卵巢功能下降：雌激素减少，白带少、阴道干涩；性功能下降；生育能力下降，排尿困难，严重有漏尿。

（5）全身症状：骨质疏松、肌肉关节疼痛；肌肉麻木、皮肤感觉异常等症状；心血管系统症状及心血管疾病，表现为血压波动不稳定、心律不齐、假性心绞痛、胸闷、心悸、气短等症状。

2. 医学相关检查

（1）卵巢功能减退：血清卵泡刺激素（FSH）升高，雌二醇（E2）下降；FSH>10U/升提示卵巢功能下降；FSH>40U/升，且雌二醇（E2）<10~20皮克/毫升，提示卵巢功能衰竭。

（2）抗苗勒氏管激素（AMH）降低：AMH低至1.1纳克/毫升预示卵巢功能下降；低至0.2纳克/毫升，提示卵巢功能衰竭。

（3）B超可提示卵巢体积减小，卵巢内窦卵泡数量减少。

更年期是一个女性衰老的正常状态，它本身并不是病，但是这个特殊的阶段会因为各种各样恼人的症状，给女性带来很大困扰。我们不能简单粗暴的对待更年期，我们需要正视更年期，关爱更年期女性，轻松快乐地度过这个"磨人"的时期。

（王琳）

不孕原因有哪些?

小王夫妇结婚3年,生活甜蜜,但每逢佳节被催生,亲朋好友谈论的话题始终绕不开生娃。公司职员小王平时压力较大,最近月经周期也开始变得不规律,脸上也开始冒出痘痘。而身为IT男的先生小张加班更是家常便饭,运动时间几乎没有,性生活次数屈指可数。在过去备孕2年中,长辈催生催得越是委婉,备孕越是难上加难。

那小王夫妇到底是不是不孕症呢?不孕症的原因有哪些?

什么是不孕症?

夫妇未避孕的状态下,性生活频率正常,超过一年不孕即可诊断为不孕症。现在不孕症的发病率约10%~15%。性生活频率每周2~3次为最佳。

不孕的原因都有哪些呢?

"金风玉露一相逢,便胜却人间无数",牛郎和织女鹊桥相遇,与此相似,精子和卵子于输卵管结合,便是人类胚胎的起源。不孕的因素就从这三个方面说起：

1. 精子方面

"小蝌蚪"太少，太弱，甚至没有都是男性不育的原因，通过常规精液检查可以初步了解"小蝌蚪"的数量和质量。世界卫生组织第5版最新标准为：精子密度≥15百万/毫升，前向运动精子比例≥32%，正常精子率≥1%。禁欲3~7天后进行两次常规精液检查。如果"小蝌蚪"密度<15百万/毫升，表明精子过少，即为少精子症。如果前向运动的"小蝌蚪"比例<32%，即为弱精子症，因为前向运动的精子是负责接触卵子参与受精的主力军。如果正常形态精子率<1%，即为畸形精子症。

2. 卵子方面

卵巢仓库里面储备的卵子多不多，卵子质量好不好，能不能从成熟卵泡中释放出来是影响女性受孕的关键因素。规律的月经、B超监测排卵、抽血查基础性激素与抗苗勒氏管激素均可以检测卵巢功能。多囊卵巢综合征和卵巢早衰占排卵障碍的大多数。多囊卵巢综合征的小卵泡过多，小卵泡之间互不相让，优势卵泡无法"脱颖而出"，导致没有排卵。卵巢早衰的小卵泡过少，小卵泡长不大，成为不了成熟卵泡。此外，精神压力过大，肥胖或过瘦会影响下丘脑或垂体的激素释放，也会导致排卵障碍与月经周期紊乱。

3. 输卵管因素

输卵管不全梗阻或梗阻占女性不孕原因的1/2。输卵管是精子和卵子遇到的"地铁"，左右两条"地铁"是否把精子和卵子在恰当的时间和空间进行运输是影响受孕的第三大要素。通过做输卵管碘油造影可以直观地观察输卵管的通畅程度与功能。输卵管通畅等级分为：①通畅。②通而欠畅。③通而不畅。④通而极不畅。⑤梗阻。①通畅相当于四车道的大路上畅通无阻。②通而欠畅，相当于四车道上停了一辆小轿车。③通而不畅，相当于四车道两边车道各停了一辆小轿车，尚可允许精子通过。④通而极不畅，相当于并排停了三辆小轿车，体积较大的胚胎容易嵌顿造成宫外孕。⑤梗阻相当于四车道停满了车，精子几乎无法通行。

4. 子宫因素

子宫内膜是胚胎着床的土壤，肥沃的土壤有利于胚胎生根发芽、茁壮成长；而贫瘠的土壤导致胚胎无法着床或着床后容易流产。子宫畸形、宫腔粘连、子宫内膜异位症和子宫腺肌病等子宫因素均能影响胚胎着床导致不孕。

5. 免疫及其他因素

自身免疫抗体、甲状腺功能、胰岛素抵抗等全身代谢疾病也会导致精卵无法结合或胚胎无法着床。

不孕症不要怕，及时查找原因

随着现代生活压力的增加、夫妻分居及缺乏身体锻炼，大多数不孕症可以通过减压、增加同房次数、加强自身锻炼得到解决。如果反复努力后仍然没有结果，建议来生殖中心进行常规检查，就可以明确病因，到底是精子、卵子还是输卵管的原因所导致。

（叶瑶）

妇科肿瘤

预防宫颈癌：打疫苗与筛查缺一不可

42 岁的欣怡最近有个难以启齿的烦恼，在和老公同房后，内裤上会有淡淡的血渍。上网一查吓一跳，很多人说可能是宫颈癌的信号，于是欣怡赶紧约了门诊，上医院一查究竟。

宫颈癌早期信号要留意

现有数据显示：我国 15~44 岁女性中，宫颈癌是排名第 3 的常见恶性肿瘤，2018 年全国有 4.7 万名女性死于宫颈癌，可谓女性健康"第一杀手"。然而，在早期，宫颈癌往往没有明显的症状，可能会慢慢出现一些症状，容易和宫颈炎的表现混淆。比如阴道流血，常表现为性生活后或妇科检查后阴道流血，也可表现为非月经期阴道流血或经期延长、经量增多；有白色或血色、稀薄如水样或米泔水样，有腥臭味的阴道排液。而到了晚期，癌细胞侵犯周边组织则会造成尿频、尿急、便秘、下肢肿痛等症状。

预防宫颈癌任重而道远

和其他恶性肿瘤不同，宫颈癌病因明确，几乎所有宫颈癌都与生殖器官 HPV 病毒感染有关。在导致宫颈癌高危的 HPV 病毒毒株中，16 型、18 型最为常见。除此之外，我国女性还要关注 52 型、58 型。现有临床数据显示，52 型、58 型 HPV 病毒感染在我国患者中比例为 14.7%，远高于全球患者群体占比的 7.4%。随着 HPV 疫苗的上市，我国群众认知正在不断普及。作为疫苗接种点之一，复旦大学附属妇产科医院的数据显示，2019 年医院注射 HPV 疫苗（首针）的人数较 2018 年增加了 43.3%，而其中 9 价疫苗的接种人数上升了近 8 倍。相比国外接种人群年龄段来看，我国仍有明显差异。我国接种者相对年龄偏大，国外大多在有性生活之前接种。从临床来看，在有性生活之前接种疫苗，预防宫颈癌的效果更好。

澳大利亚自 2006 年上市 HPV 疫苗，逐步过渡成为免费接种，历经十余年，而今该国将成为全球首个宣布"消除宫颈癌"的国家。这也为全球医学界带来更多的希望。我国每年新发宫颈癌患者 13 万人，全球宫颈癌患者中有 1/4 在中国，防治任务仍任重道远。从患者发病年龄段来看，35~55 岁是高发年龄。接种疫苗固然重要，但并非一劳永逸，结合规范的筛查，才是更有效的预防手段。

以 HPV 感染为起点到宫颈癌其实是一个漫长的过程，从正常细胞到轻度不典型，再发展至中度不典型，进而到原位癌，最终到达浸润癌阶段，通常需要几年到十几年。这期间，通过规范的宫颈癌筛查是可以把宫颈癌扼杀在摇篮中的。

宫颈癌筛查记住三种方法

宫颈癌筛查主要包含三种方法：细胞学检查（TCT/LCT 检测）、病毒学检查（HPV 检测）和阴道镜加活检，必要时做宫颈锥切明确病变。

TCT 又称宫颈液基薄层细胞检测，是宫颈癌筛查中必不可少的一项检查，是目前国际上最先进的一种宫颈癌细胞学检查技术。它能使宫颈癌检测敏感性高达 85% 以上，也能发现大部分癌前病变，微生物感染，如霉菌、滴虫等。

HPV 检测也就是人乳头瘤病毒的检测，这个检测对于预防和筛查宫颈癌至关重要，可用于发现高危发病人群并做进一步检查，其实验方法很多，且不断完善和发展。如第二代杂交捕获 HC2 法能检出高危 HPV 病毒定量。

阴道镜检查主要是看宫颈、阴道及外生殖器是否出现异常，在可疑区域进行酸醋白实验或宫颈活检，若在阴道镜下活检时观察到其他的异常则需要进行宫颈管搔刮来进一步确诊。而锥切切除的病变组织通过观察病理切片边缘是阴性还是阳性，以此判断是否需要再次进行锥切来清除病变组织。

一般来说，21~24 岁女性不需要常规检查 HPV。因为这个年龄段两年内 90% HPV 携带者可转阴，发生宫颈癌的风险相对较低。<25 岁的女性，建议每 3 年做 1 次细胞学检查（TCT/LCT 检测）。≥ 25 岁的女性，其 HPV 感染多为持续性，应该每 3 年做 1 次细胞学筛查（TCT/LCT 检测）及 HPV 检测。细胞学或病毒学检测初始结果均为阴性，可每 5 年做 1 次联合检测。如结果异常，则需根据情况每半年到 1 年筛查 1 次。

（华克勤）

哪些人群接种 HPV 疫苗需谨慎？

人乳头瘤病毒（HPV）疫苗接种是预防 HPV 感染的有效方法。对于一般人群，该疫苗接种已有规范性指南，但对于高危、特殊人群如何接种 HPV 疫苗，尚未达成共识。为此，中华医学会妇科肿瘤学分会与中国优生科学协会阴道镜和宫颈病理学分会组织专家，依循医学证据，结合我国国情和临床实际给出建议，本文为大家介绍。

妊娠期与哺乳期女性

不推荐妊娠期女性使用任何一种疫苗。近期计划妊娠者，不推荐接种 HPV 疫苗，且在完成最后一剂接种 2 个月内应尽量避免受孕。

不推荐妊娠期女性预防性接种 HPV 疫苗。若接种后意外妊娠，应停止未完成剂次的接种，将未完成接种剂次推迟至哺乳期后再行补充接种。若已经完成接种，则无需干预，定期做好产检。

哺乳期女性慎重接种

HPV 疫苗哺乳期女性接种 HPV 疫苗研究数据尤为缺乏。虽然目前临床试验尚未观察到血清 HPV 抗体经母乳分泌，但鉴于多种药物可经母乳分泌，且缺乏相关安全性研究数据，所以建议哺乳期女性慎重接种疫苗。

免疫抑制人群

免疫抑制人群，应分情况选择接种 HPV 疫苗。

推荐接种：感染人类免疫缺陷病毒（HIV）以及患有自身免疫性疾病、1 型或 2 型糖尿病、肾功能衰竭接受血液透析的适龄女性，在病情允许时建议接种。

不推荐接种：全身脏器功能差、预期寿命有限者。

需个体化建议：器官或骨髓移植后长期服用免疫抑制剂的患者，是否适宜接种，建议与临床医生共同探讨，根据疾病轻重差别给予个体化方案。

对于预期寿命有限者，不推荐接种，预期寿命长的适龄女性，可考虑接种（推荐移植 1 年后接种）。

有下生殖道癌或癌前病变病史者

这类人群可接种 HPV 疫苗并从中获益，但有获益减少的可能。

HPV 感染或细胞学异常：无论是否存在 HPV 感染或细胞学异常，对适龄女性均推荐接种 HPV 疫苗，接种之前无需常规行细胞学及 HPV 检测。

下生殖道癌前病变或癌治疗史：既往有宫颈高级别鳞状上皮内病变且接受过消融或切除性治疗的适龄女性，推荐接种 HPV 疫苗。对于子宫颈癌治疗后接种 HPV 疫苗是否获益，尚需进一步研究证实。

肛门癌前病变或癌治疗史：既往有肛门上皮内瘤变（AIN）2+ 适龄女性，特别是肛门鳞状上皮性癌高风险人群，推荐接种 HPV 疫苗。

遗传易感及高危生活方式人群

遗传易感人群

遗传易感因素可能影响HPV感染的敏感性、持续性及子宫颈癌的发展速度。环境因素是肿瘤发生的始动因素，而个体遗传特征决定了肿瘤的易感性。推荐遗传易感位点变异的适龄女性接种HPV疫苗。建议遗传易感人群在首次性行为之前接种，即使性暴露后亦应尽早接种。

高危生活方式人群

性生活过早、多性伴、多孕、多产、吸烟、长期口服避孕药、性传播疾病等，均是子宫颈癌的高危因素。推荐高危生活方式的适龄女性尽早接种HPV疫苗，即使已知HPV感染或细胞学异常及既往接受过高度鳞状上皮内病变（HSIL）治疗者，也推荐接种。

温馨提醒：HPV疫苗可以预防绝大部分宫颈癌，但并不是100%。接种HPV疫苗后仍应进行子宫颈癌筛查。

（马婕）

HPV 疫苗越早接种效果越好

宫颈癌是全球目前唯一病因明确且可预防的癌症，99.7％的宫颈癌都源于 HPV（人乳头瘤病毒）感染，并主要由高危型 HPV（HPV16、18、31、33、35、39、45、51、52、56、58、59、68、73、82 等）持续感染所致。HPV 疫苗的出现，使得预防控制、全面消除宫颈癌成为可能。目前针对 HPV 病毒，已有二价、四价、九价3 种型别的疫苗。

表2　各型别疫苗所预防的具体 HPV 类型和年龄限制

疫苗	接种范围	接种年龄	接种方式
二价疫苗	可预防 HPV16、18 型两种病毒	9~45 岁女性	三针分别在 0、1、6 月接种
四价疫苗	可预防 HPV16、18、11、6 型四种病	9~45 岁女性	三针分别在 0、2、6 月接种
九价疫苗	可以预防 HPV 6、11、16、18、31、33、45、52 和 58 型九种病毒	16~26 岁女性	三针分别在 0、2、6 月接种

但是 HPV 疫苗对于宫颈癌的预防效果究竟如何呢？

越早打，效果越好

近期，英国盖伊癌症中心的 Peter Sasieni 教授携团队利用癌症登记数据，统计、分析了不同批次接种者宫颈癌和宫颈上皮内瘤变 3 级（CIN3）的发病情况，其研究成果发表在顶级医学期刊《柳叶刀》上。

截至 2019 年 6 月 30 日，与未接种者相比，16~18 岁、14~16 岁和 12~13 岁接种者的宫颈癌发病率分别降低了 34%，62% 和 87%。对于 CIN3 发病率而言，3 组人群分别降低了 39%、75% 和 97%。更令人震撼的是，HPV 疫苗的接种几乎让宫颈癌在 1995 年 9 月 1 日之后出生的女性群体中消失。

这些数据明显表示，越早接种宫颈癌疫苗，越能够有效预防宫颈癌的发生。

最佳接种年龄是几岁？

尽管说，越早接种效果越好，但接种疫苗也是有年龄限制的，那最佳接种年龄到底是几岁呢？ HPV 主要通过性行为传播，具有正常性行为的女性一生中会感染至少一种型别 HPV，如果肌体已经感染了病毒，此时再接种的效果就会大打折扣。因此 WHO 将 9~14 岁未发生性行为的女孩列为最佳接种人群。国家卫健委早前发布的《中国家庭发展报告（2015）》显示，我国青少年发生初次性行为的平均年龄为 15.9 岁。我国 2017 年发布的《子宫颈癌综合防控指南》也建议预防性 HPV 疫苗最好在首次性行为之前接种，并建议接种重点对象为 13~15 岁女孩。

一定要选九价吗？

九价疫苗所预防的 HPV 病毒型别是最多的，对宫颈癌的预防效果是最好的，也是最受大家欢迎的。然而九价疫苗的年龄限制为 16

到 26 岁的女性，这个范围就比较窄。

其实，高危型的 HPV 16 和 18 型与癌症的关系最为密切，我国 84.5% 的宫颈癌都与它们有关，而二价和四价疫苗都涵盖了这两种类型。此外也有研究表示，二价 HPV 疫苗对其他高危型有一定的交叉保护作用，对宫颈癌的整体保护效力高达 90%。

因此对于年龄较小的女孩子，如果想接种的话，也可以先接种 HPV 二价疫苗，不用刻意等待九价疫苗。另外，如果年龄已经快要超过 26 岁了，等不到九价，也可以先打二价或者四价。

接种疫苗有不良反应吗？

这是很多家长所担心的，毕竟小孩子还处于发育阶段，万一有什么不良反应岂不是得不偿失。网络上也流传着许多接种 HPV 疫苗的不良反应，包括终身残疾、引起卵巢早衰等，然而事实真的如此吗？

自从 HPV 疫苗问世以来，全球很多国家已经进行了大量安全性研究，并且得到了可靠的数据证实。数据显示，HPV 疫苗是十分安全的，HPV 疫苗引起的不良反应也多为一般反应，如局部红肿、疼痛、乏力、疲劳等，而且通常会在短时间内自行消退或只需要一般处理，不会引起肌体组织器官、功能损害。目前没有证据表明 HPV 疫苗会导致女性的生殖问题，如原发性卵巢功能不全等。

敲黑板

HPV 疫苗越早打越好，性生活开始之前打效果最好。但必须要强调的是，HPV 疫苗也只能预防高危型别的 HPV，可以预防绝大部分宫颈癌，但并不等于预防所有宫颈癌。所以，有了性生活之后，打了疫苗也不能替代筛查，依然要定期进行宫颈癌筛查。

（任庭婷）

"四张处方单"远离宫颈癌

20 岁的陈小姐满面愁容地来到妇科诊室，告诉医生："医生，我的妈妈和阿姨都得了宫颈癌，我阿姨上个月因为宫颈癌刚刚去世。我就特别担心自己也会得宫颈癌。我现在还没有结婚，没有性生活。我平时该怎么做或者注意些什么，才能预防宫颈癌啊。"

宫颈癌是女性常见的恶性妇科肿瘤。根据我国 29 个省、市、自治区回顾调查，我国宫颈癌死亡率占总癌症死亡率的第四位，占女性恶性肿瘤第二位。幸运的是，宫颈癌是目前唯一一个病因明确并存在预防性疫苗的恶性肿瘤。2020 年 11 月 WHO 提出并正式启动了《加快全球消除宫颈癌战略》，得到全球 194 个国家的承诺。拟 21 本世纪末实现全球公共卫生问题层面的宫颈癌消除（即发病率 < 4/10 万）。

因此宫颈癌是一个可以预防的恶性肿瘤。妇科丁医生针对陈小姐的顾虑开出了"四张处方单"以预防宫颈癌的发生。

处方单一：注射人乳头瘤病毒（HPV）疫苗

98% 的宫颈癌都是由 HPV 病毒引起的，其中 HPV16、18 毒性最强，能导致 70% 的宫颈癌，而目前市面上的二价、四价、九价疫苗，全部都可以预防 HPV16、18 的感染。所以说，尽早接种 HPV 疫苗是预防宫颈癌最有效的方法。

处方单二：定期筛查

即使注射了 HPV 疫苗也不等于 100% 不会得癌，不可以"躺平"，仍需要定期筛查。有性生活后 3 年或者 21 岁以后，要定期做"HPV 检测 +TCT"，如果有条件的话，最好每年做一次"HPV 检测 +TCT+ 妇科超声"。如果出现同房后出血、不规则阴道流血等，要及时就诊。

处方单三：注意性卫生

性爱时的不良卫生也是宫颈癌的高危因素，包括过早发生性行为（尤其是 16 岁之前）、多个性伴侣或性伴侣有多个性伴侣等。所以在同房前，记得做好清洁卫生，同房时全程佩戴安全套。

处方单四：健康生活

当肌体免疫力低下时，也更容易感染 HPV 病毒，相反，如果抵抗力强，即使感染了 HPV，也更有益于尽早清除。所以一定要记得健康生活提高免疫力，早睡早起、定期运动、饮食多样化、戒烟或远离二手烟。

（丁岩）

HPV 疫苗只需要接种一针吗？

28 岁的王小姐兴致勃勃地来到宫颈门诊"医生，我看网上说 HPV 疫苗三针可只打一针，是真的吗？正好我刚打完打 4 价疫苗第一针，后面两针还需要打吗？"

正如王小姐所说，前段时间有话题"WHO 称 HPV 疫苗三针可只打一针"登上热搜，姐妹们如果没有被它的火爆刷过屏，都称不上是冲浪选手，也折射出近年来"HPV 疫苗"成为网络热词的一道缩影。

接下来，我们就从专业角度来分析 HPV 疫苗一针是否能达到三针同样的免疫效果。

近期世卫组织（WHO）在其官网称"接种一针人乳头瘤病毒（HPV）疫苗可有效预防宫颈癌，且与接种两针或三针疫苗保护效果相当。"建议：9~14 岁女孩可接种一剂次或两剂次；15~20 岁年轻女性接种一剂次或两剂次；21 岁以上的女性注射两剂次；免疫功能低下的个体，如果可行应接种三剂次，否则至少接种两剂次。

目前，该建议为 WHO 专家组推荐，尚未进行指南更新，该建议更多的是为了解决 HPV 疫苗全球普及度低的问题，并缓解全球疫苗的供应压力，尽早实现消除宫颈癌的战略目标。 但从多方循证医学证据来看，单剂接种尚缺乏很有力的临床研究证据。目前所有HPV 疫苗说明书以及大多数国家的指南或者共识，都提到最好能打2~3 针。

因此我们的建议是：如果能够接种 3 剂，则尽量完成接种程序；如果只能获得一剂接种，也有宫颈癌预防效果。21 岁以上女性至少接种 2 剂；免疫力低下者应接种 3 剂。

（李燕云）

感染了 HPV 还能怀孕吗？

28 岁的小璐去年刚刚结婚，今年打算备孕，特地来医院做了个全面的孕前检查，没想到却检查出来 HPV52 阳性。拿到检查结果的小璐紧张不已，问医生："我感染了 HPV 还能怀孕吗？"

HPV（人乳头瘤病毒）感染虽然可能会引起女性宫颈炎、尖锐湿疣、宫颈内皮瘤样变，甚至宫颈癌，但是 HPV 感染并不是妊娠的绝对禁忌，HPV 感染是可以怀孕的，前提是 HPV 感染没有引发其他的病变。

有无肉眼可见尖锐湿疣

低危 HPV 感染引起的尖锐湿疣孕期生长迅速，建议治愈后妊娠。

有无宫颈病变

HPV 阳性首先确认类型，如为 HPV16、18 型，阴道镜必要时取活检，如为其他高危亚型，参考宫颈细胞学结果和感染的持续时间决定是否可以妊娠。

有无合并生殖道其他感染

如细菌性阴道病、滴虫性阴道炎等。如果有合并感染，建议积极治疗合并感染后再妊娠，因为这些合并感染相对比较容易治疗。

如果是已经怀孕的女性，很不幸又查出了HPV感染，先不用太过紧张，只要明确不是宫颈癌，可以等到产后再治疗。

（邹世恩）

保护宫颈 做好"三阶梯"筛查

年轻白领小美拿到了阴道镜病理报告"宫颈低级别病变",不禁慌了神,忧心忡忡地询问门诊医生:"之前查出 HPV 感染,现在又是低级别病变的,这究竟严重吗?能治好吗?"

宫颈,常常出现在女性的检查报告单上:"宫颈慢性炎""宫颈病变""宫颈癌"……宫颈为何总"生病"?究竟应当如何保护宫颈呢?

宫颈上端与子宫体相连,下端深入阴道,长 2.5~3 厘米,近似圆锥体,主要由纤维、平滑肌及弹力纤维组成。其作用很强大,有宫颈黏液栓、多种免疫细胞等"卫士",抵御外来病原体入侵子宫。女性怀孕时,宫颈可以牢牢"托起"胎儿、羊水和胎盘,待分娩时又逐渐变软,宫口开大,"呵护"足月胎儿完全通过。

然而宫颈也很脆弱,宫颈炎、纳氏囊肿、宫颈湿疣、宫颈息肉、宫颈上皮内瘤样病变、宫颈良恶性肿瘤等疾病并不少见。宫颈还是性传播感染的"受害者",人乳头状瘤病毒(HPV)、衣原体和淋病感染,在青少年和年轻人中的发病率高。

宫颈面对诸多危险因素

首次性行为过早、多个性伴侣、不洁性生活，都是性传播感染、宫颈癌前病变、宫颈癌的危险因素。生育年龄过小、多产，与宫颈癌的发生存在一定关联。吸烟、酗酒、熬夜等不良生活习惯，也会增加 HPV 病毒和其他性传播感染的概率。

必须强调，虽然不洁性生活会增加宫颈疾病发生的概率，但患有宫颈疾病不等于"性生活混乱"。比如 HPV 病毒，就存在于我们的生活环境当中，与人类生殖系统病变相关的 HPV 有 40 多种。因此，建议有性生活一年后的女性都要定期进行宫颈癌筛查，早发现、早干预、早治疗，把宫颈癌扼杀在"摇篮"里。

宫颈癌"三阶梯"筛查

"三阶梯"筛查即 HPV 检测或细胞学检测、阴道镜检查、宫颈活组织检查（活检）。若 HPV 检测和细胞学检测均显示有宫颈病变风险，则须根据情况决定是否进一步进行阴道镜活检。

25 岁以下女性：该年龄段女性中高危型 HPV 感染率较高，但大多是一过性的，且其子宫颈上皮内瘤变自然消退的机会很大，因此建议采用单独子宫颈脱落细胞学检测即可。

25~65 岁女性：由于我国 HPV 疫苗接种普及率不高，且宫颈细胞学筛查地区间存在差异，结合我国宫颈癌发病特点，目前常用的是每 1~2 年 HPV 检测和细胞学联合筛查策略。

避免过早开始首次性行为，同房全程使用安全套，保持固定性伴侣，可以有效减低感染病毒、细菌的机会，而坚持规律作息、养成良好的生活习惯，可提高自身免疫力，这些才是预防性传播感染、保护宫颈的最有效策略。

（沈方）

年龄都符合了，HPV 疫苗选哪种？

前不久传来了九价 HPV 疫苗在内地扩龄的好消息。年满 30 岁的小方以前想接种九价疫苗，奈何年龄不符合条件，只能望苗兴叹，而现在疫苗适用年龄已经从 16~26 岁放开到 9~45 岁，九价就在眼前，小方反而又犹豫起来。三种 HPV 疫苗到底怎么选呢？

从预防宫颈癌角度来说

HPV 病毒有 200 多种亚型，其中会导致宫颈癌的有 10 多种亚型，被称为高危型 HPV。从预防宫颈癌的效果来看：

九价疫苗：能够预防 7 种高危险 HPV，超过 90% 的宫颈癌和癌前病变都能预防。同时它还能预防 2 种低危险 HPV，超过 90% 的尖锐湿疣也能被预防到。因此从预防效果看，九价无疑是最好的。

二价和四价疫苗：主要针对 HPV16 型和 18 型这两种高危型，能够预防 70%~80% 的宫颈癌及癌前病变。四价比二价多覆盖两种低危型 HPV，可以预防尖锐湿疣。因此，其实二价和四价从预防宫颈癌的角度来说是差不多的。

从经济角度来说

进口的二价、四价和九价 HPV 疫苗均要接种 3 针。

在一般公立医院机构中，九价参考价格为 1303.5 元 / 剂，四价参考价格为 803.5 元 / 剂，二价是 585.5 元 / 剂。

另外，目前二价 HPV 疫苗还有国产的可以选择。9~14 岁女性只需要接种 2 针，15~45 岁女性接种 3 针。价格为 329 元 / 剂。

显而易见，二价最便宜，如果选择国产二价，且年龄符合接种 2 针的条件，全程接种只需 658 元。九价最贵，全程接种需要 3910.5 元。

从接种时间角度来说

无论是进口二价、四价和九价 HPV 疫苗，还是国产二价 HPV 疫苗，均需要 6 个月的时间完成全程接种，其实差别不大。进口二价为第 0、1 和 6 个月；国产二价接种 2 针为第 0、6 个月，接种 3 针为第 0、1、6 个月。四价为第 0、2 和 6 个月。九价为第 0、2 和 6 个月。

从妇产科专业医生角度来说

首先，妇科医生也觉得九价 HPV 疫苗效果是最好的。但是目前阶段九价 HPV 疫苗相对紧缺，其次九价疫苗费用较高，最后，二价和四价在预防宫颈癌的效果上，跟九价比差的不是特别多。

因此，建议女性朋友们能预约到哪种疫苗，哪种疫苗就是最好的，有什么疫苗先打上，先把保护力建立起来。

（邹世恩）

得了宫颈癌，还能生宝宝吗？

30 岁的 Anna 和丈夫经过 10 年爱情长跑，终于修成正果。如今已在上海立业成家，备孕一个健康宝宝成了他们的当务之急。可就在孕前体检的时候，Anna 被检查出宫颈上长了一个"小疙瘩"，而且一碰就出血。经过进一步宫颈癌筛查和阴道镜活检，Anna 被确诊得了宫颈癌。

Anna 其实早有同房出血症状，她却总以为是之前自己得过急性宫颈炎导致的后遗炎症而已，所以迟迟没有检查。幸运的是，她还是早期宫颈癌。Anna 和家属一致要求保留子宫，我们便为她实施了机器人保育手术。如今她的宝宝已经1岁多，健健康康，一家人平安喜乐。

其实，和 Anna 一样，30 岁才刚结婚备孕的女性不在少数，她们抑或为了拼事业，抑或走出半生才遇到尘埃落定的那个人，但不幸的是，不是所有准备"十月怀胎"的人都有机会做妈妈。更有甚者，22 岁就因宫颈癌失去了子宫。

宫颈得了癌，就一定要把子宫都拿掉吗？

在宫颈癌的确诊人群中，有近一半人不足 45 岁，而在因宫颈癌切除子宫的人群中，本可保留子宫的也高达 40%。如果年纪不到 45 岁却被诊断宫颈癌，而且非常渴望生育自己的孩子，那么可以参照以下条件看看自己是否满足保育（子宫）条件。

（1）患者因素：<40 岁，有保育意愿，无临床不孕证据。

（2）肿瘤分期：IA~IB（肿块直径不超过 4 厘米）。

（3）病理类型：鳞癌、腺癌、腺鳞癌（具体需临床医生和病理科医生多科会诊判断）。

（4）病灶大小：直径 <2 厘米，病灶局限于宫颈，影像学证实盆腔淋巴结阴性，无远处转移证据。

如果病变尚属于早期，宫颈癌患者的长期生存率超过 90%。保不保子宫，生存率无显著差异。十年来的临床数据也证实了保育手术的肿瘤及产科预后结局均良好。因此，NCCN（美国国家综合癌症网络）最新指南也就宫颈癌保育手术的治疗方式进行了规范化推荐。

如果肿瘤发现比较晚，确诊时候肿块直径已经超过 4 厘米或者出现宫旁浸润、淋巴结转移，那么医生就不会建议继续保留子宫了。

如果选择保留子宫，安全吗？

广泛宫颈切除和根治性子宫切除术的手术并发症发生率差别不大，但保育手术难度更大，对于术者的精细操作要求更高，且术后有环扎带侵蚀、宫颈狭窄风险。

但就长期生存而言，保育术后 5 年无复发生存率为 94.4%，总生存率高达 97.4%。因此，两者的生存率相当，高达 95% 以上，差异无统计学意义。对于同样大小的病灶而言，切子宫和切宫颈的总体预后相当。复发率约 4.4%，死亡率约 2.1%。

如果术后病理提示切缘阳性、病灶直径超过术前评估或淋巴结阳性，此时需要进一步行根治性子宫切除术或辅助放化疗。这类情况占保育手术的 10% 左右。如果病理切缘阴性、淋巴结阴性，那么孕育一个属于自己的健康宝宝的机会是很大的。

手术成功后要注意些什么？

和宫颈癌筛查一样，保育术后一样需要密切随访。术后两年内尤其需要每 3 月来门诊评估 1 次，复查 HPV、LCT/TCT，必要时行阴道镜检查（尽量避免颈管搔刮），每 3 个月检查盆腔超声及肿瘤指标。另外，术后半年需要检查盆腔增强核磁检查，之后每年 1 次，持续 2~3 年。有复发迹象的话，及时行全身 PET-CT 检查。

术前 HPV 阳性者，保育术后的病毒载量常常会有明显下降，但术后还没备孕前建议您全程戴套同房，避免持续感染 HPV，之前没来得及打的 HPV 疫苗也可约起来。

保育这么高难度的手术，一般来说，推荐的实际受孕时间也是术后 1~2 年。可以早点尝试自然受孕，若试孕失败可通过试管婴儿实现受孕。

保育术后影响生育的主要因素是宫颈狭窄，导致痛经、子宫积血或子宫内膜异位症。对于我们团队而言，一般保育术中即行宫腔支架植入 + 宫颈环扎，避免术后颈管粘连及宫颈机能不全。对于那些没有环扎的人群而言，孕早期再行宫颈环扎也是可行的。术后成功受孕者，流产率较普通人群相对高一些，晚期妊娠者则 75% 可以足月分娩。就国内数据而言，宫颈癌保育术后流产率为 30%~40%，分娩率为 60%~70%。

还可以生二胎吗？

一般对这类患者，我们建议是在生育后切除子宫。当然如果二胎愿望非常强烈，随访过程中也一直稳定，没有复发迹象的话，可以暂不切除子宫。

（华克勤）

宫颈癌精准手术，到底有没有"切"干净

40 岁的李女士因"同房后出血"到医院就诊，妇科检查发现宫颈上有一个直径约 1 厘米的肿块，随后通过阴道镜活检及盆腔磁共振、PETCT 等影像学检查，最终确诊为宫颈鳞癌 IB1 期，很快就住院准备进行手术治疗了。

她上网查阅得知，手术在切除子宫的同时，还需要做淋巴结的清扫，清扫的范围很大，容易出现并发症。面对李女士的担忧，考虑到她目前尚为早期宫颈癌，我们提出"广泛全子宫双输卵管切除＋前哨淋巴结活检"的手术方案，可以精准手术范围，减少并发症。但李女士又担心这个手术是否能把肿瘤切除干净。

宫颈癌患者面对手术治疗，第一反应往往是医生有没有给我"切"干净？那么，在手术中，医生是怎么来判断患者的手术切除范围的呢？医生是如何防止遗漏，同时又避免盲目过度清扫淋巴结的呢？

最可能发生转移的前哨淋巴结

前哨淋巴结是指最先接受原发性肿瘤淋巴引流的淋巴结，即原

发肿瘤区域淋巴引流的第 1 站，也是肿瘤最可能转移的部位。前哨淋巴结显影技术，顾名思义，就是通过在肿瘤部位或周围注射示踪剂，示踪剂沿局部淋巴管道逐级引流到淋巴结，从而使医生能够准确识别出前哨淋巴结。前哨淋巴结显影技术目前常用以下 4 种示踪技术与方法：染料法（亚甲蓝、纳米碳等），放射性核素法，荧光成像法，磁共振成像造影剂法。

前哨淋巴结为最可能发生肿瘤转移的淋巴结，通过早期对患者前哨淋巴结的活检评估，可以准确地预测患者盆腔淋巴结的状态。根据肿瘤学观点，若前哨淋巴结无转移，则盆腔其他淋巴结转移的可能性极小：若前哨淋巴结有转移，则盆腔其他淋巴结可能有转移。因此若前哨淋巴结阴性，理论上可认为此淋巴结区域内无肿瘤转移，可避免行盆腔淋巴结清扫。

让早期宫颈癌患者得益的前哨淋巴结显影术

淋巴转移是宫颈癌的主要转移途径，也是影响早期宫颈癌预后的重要因素。根据目前宫颈癌治疗指南，IA1 期以上的宫颈癌患者均应接受盆腔淋巴结清扫术。然而，早期宫颈癌的淋巴结转移率仅有 10%~27%，因此大部分的早期患者实际上接受了不必要的系统性淋巴结清扫术。而 20%~50% 的宫颈癌患者在系统性淋巴结清扫术后产生下肢水肿、淋巴潴留、免疫功能降低等并发症，严重影响患者术后生活质量。因此前哨淋巴结显影技术逐渐应用于早期宫颈癌患者。

1. 前哨淋巴结显影怎么做？

前哨淋巴结显影技术其实很简单，一般在患者麻醉后，医生会在宫颈肿瘤原发灶周围，即宫颈 3、9 点或 3、6、9、12 点方向注射示踪剂，待一定的显影时间后，对该侧行系统性盆腔淋巴结清扫术。当然无论有无显影，任何肿大、可疑转移的淋巴结都应切除，切除下来的前哨淋巴结也会有病理医生进行更加细致的超分期检测，以确定有无肿瘤转移。

2. 哪些人可以做前哨淋巴结显影？

目前研究发现肿瘤分期及大小对前哨淋巴结检测的准确性有重要的影响，当局部肿瘤直径 >2 厘米时，前哨淋巴结检测的假阴性率明显增加。放化疗可能致局部组织纤维化、淋巴管阻塞，影响淋巴引流，因此若术前接受放化疗的患者也是不适合的。目前，NCCN指南提出将前哨淋巴结活检作为Ⅰ期宫颈癌患者选择性的手术方式，可用于 IB1 期及以下患者（直径 <2 厘米时检测率和显影效果最佳）、对于年轻的需要保留生育功能的宫颈癌患者，由于这些患者通常处于早期，根据传统手术方式，若接受盆腔淋巴结清扫，术后并发症发生率较高，且大范围手术后组织粘连对自然受孕率也会产生较大影响。因此，对于这些患者，前哨淋巴结显影技术也是可行的。

（华克勤）

宫颈癌手术，选微创，还是开腹？

45 岁的许阿姨在当地医院被诊断为"宫颈鳞状细胞癌"，为了进一步明确诊断，她慕名来到了复旦大学附属妇产科医院。经过门诊系列检查，最终确诊为"宫颈浸润性鳞癌 IB2 期"。我们团队为许阿姨施行了全程完全模拟开腹的 3D 腹腔镜宫颈癌根治术。

什么叫"全程完全模拟开腹的 3D 腹腔镜宫颈癌根治术"？是一种新的微创手术方式吗？ 原则上，早期宫颈癌以手术治疗为主，中晚期宫颈癌以放疗为主化疗为辅。靶向治疗主要针对晚期及复发宫颈癌的治疗。

开腹与微创手术的利弊及选择

对于早期宫颈癌患者，手术治疗是其首选治疗方式，一般可通过开腹手术或腹腔镜微创手术这两种方式。腹腔镜微创手术优势主要体现在 : 视野清晰、解剖清楚，术中出血少、费用低、无需特殊器械等优点，更易做到无瘤原则，可能生存获益。

然而，2018 年，两篇发表于《新英格兰医学杂志》的临床研究引发了国内外宫颈癌治疗领域的巨大震动和热议。美国安德森医疗中心牵头的全球多中心前瞻性随机对照试验（LACC 试验）及另一项大样本回顾性队列研究，均认为宫颈癌腹腔镜手术与经典的开腹手术相比，病死率及复发率更高，颠覆了多个指南中推荐的腹腔镜技术可用于早期宫颈癌手术治疗的建议。

目前还没有公认的、具有高级别证据支持的宫颈癌微创手术适应证。但是，很多研究指出 IB1 期、肿瘤直径 ≤ 2 厘米的宫颈癌可能是腹腔镜手术的适应证。而也有研究提示腹腔镜技术在不同的恶性肿瘤中产生的研究结果不完全相同或者相反。由此可推断，应该不是腹腔镜技术本身问题，而可能是使用腹腔镜技术过程中对无瘤原则理念的贯彻问题。

因此更多的专家提出，对于宫颈癌的微创治疗，我们要严格掌握适应证，不断改进手术操作与技术，比如减少 CO_2 腹压的频繁变化、破裂，以避免肿瘤组织脱落种植的风险。

何为模拟开腹的腹腔镜宫颈癌根治术？

针对开腹还是微创的争论，我们团队也进行了手术的反思，如何能够兼顾微创的优点，又能保证患者的安全呢？因此，团队改进了腹腔镜手术操作与技术，利用免气腹装置创造手术操作所需要的空间，而不再使用 CO_2 充气形成气腹，从而避免了 CO_2 气腹可能引起肿瘤细胞播散的风险。

此外，手术中摈弃了腹腔镜手术中常用的举宫杯，通过套扎环将宫颈病灶完全封闭于阴道"袖套"内再切开阴道等方式，最大限度地防止肿瘤细胞的种植和播散，全程模拟了开腹环境下的手术操作，将腹腔镜微创技术的最小创伤和开腹手术的受益结合在一起。这就是开篇提到的许阿姨接受的"全程完全模拟开腹的 3D 腹腔镜宫颈癌根治术"。

总的说来，宫颈癌治疗的手术方式选择，首要的是长期肿瘤学结局，次之是并发症的多少，第三是生命质量的改善。就恶性肿瘤的治疗效果而言，患者的低复发率和更长的无瘤生存永远是第一要素，其次才是微创性，如何让患者获益最大化是宫颈癌治疗过程中最重要也是最根本的准则。

（华克勤）

"上皮内病变累及腺体"，宫颈得了什么病？

小美最近单位体检，宫颈癌筛查报告出现了异常，小美慌慌张张赶紧请假去医院就诊。医生为她进行了阴道镜下的活体组织检查来判断宫颈病变情况。几天后，小美拿到了病理报告"累及腺体"四个字赫然纸上，小美顿然感觉迎来了世界末日。

其实，"累及腺体"并不是可怕的洪水猛兽，让我们一起来了解它的涵义吧。

"累及腺体"会出现在哪些检查中？

"累及腺体"是一种病理学描述，在宫颈相关检查如阴道镜下宫颈活检、宫颈锥切术后的病理报告中有时可以见到。

通俗来讲，宫颈活检就是从宫颈上取出一小块或几块组织，进行病理学的检查。宫颈锥切则是在宫颈活检提示不除外浸润癌的基础上进行的一个小手术，从外向内呈圆锥形切下一部分宫颈组织，既能够切除病变组织，又能够进一步做病理检查确诊宫颈病变。病理学检查是宫颈疾病诊断最可靠最准确的"金标准"，对宫颈疾病的诊断和治疗有相当大的指导意义。

宫颈上皮内病变"累及腺体"是指不典型增生的鳞状上皮细胞顺着宫颈腺体的开口向腺体内部生长，并逐渐替代了正常腺上皮的过程。这一情况往往出现在宫颈的高级别鳞状上皮内病变（HSIL，既往称 CIN Ⅱ～Ⅲ级）。

"累及腺体"就是得了宫颈腺癌吗？

多数研究表明，宫颈上皮内病变"累及腺体"与术后残留或复发有关，与宫颈浸润癌的发生有关，但并不等于已经发生癌变。

尽管累及腺体提示病变的范围较广，宫颈上皮内病变累及腺体并不比单纯的宫颈上皮内病变危险性增加、不代表病变程度的加重，没有累及腺体也并非病变更轻，病情的严重程度仍然取决于宫颈上皮内病变级别。宫颈上皮内病变累及腺体依然是在宫颈癌前阶段，可以治愈。但是宫颈上皮内病变如果没有得到合适的处理，可以进展为宫颈癌，所以早发现早治疗才是关键。

报告"累及腺体"，医生会怎么治？

宫颈活检如果发现宫颈高级别鳞状上皮内病变，不管是否累及腺体都应及时治疗，主要的方法是宫颈锥切术，包括冷刀锥切术、环形电切术（LEEP）。报告提示宫颈上皮内病变累及腺体，则高度怀疑宫颈管受累，在锥切时建议增加宫颈切除的深度，以避免病灶残留。当然，治疗也不是一劳永逸，术后仍然要定期进行宫颈癌的筛查。

"累及腺体"是一种病理学描述。出现于宫颈鳞状上皮内病，并不代表病变的严重程度，更不是提示已经发生宫颈癌。根据相应的病变级别早治疗、按时复查，宫颈病变得到治愈不成问题。

（华克勤）

当未婚遇到月经不调

　　两年前，24 岁的小花（化名）由于月经不调来院就诊，B 超显示不仅有占位，甚至还有血流。按常规治疗，她应接受宫腔镜、取内膜病理检查。但是，小花由于没有性生活史而拒绝了治疗。

　　去年，小花接受 B 超复查时提示内膜不均，医生建议行宫腔镜或服用激素类药物，让内膜彻底剥脱后再检查，小花再次以同样的理由拒绝了。

　　今年，小花再次来院接受 B 超及核磁共振检查，结果提示：宫底部内膜信号不均，宫腔下段不规则肿块、突向宫颈管，考虑内膜恶性肿瘤，伴后壁肌层级宫颈间质受累不出除外。面对这一检查结果，小花终于同意了全麻下宫腔镜，由于全麻下肌肉比较松弛，而且手术没有使用扩阴器，采用小镜头，所以她的处女膜完全没有损伤。事实上，即使造成了处女膜损伤，术中也可以及时修补。

　　小花的术后病理被诊断为"子宫内膜样癌"，可能已浸润肌层，失去保育治疗的机会。小花为此后悔不已："我很懊恼，为什么不在一次次出现预警信号时及时治疗。"

　　临床中，常有像小花这样的年轻女性由于未婚未育而贻误妇科疾病治疗的情况。事实上，子宫内膜癌的信号非常明显，任何年龄段的女性都要注意分辨。

内膜癌的"常见信号"

内膜癌的常见信号有以下几种，一旦发现确有异常，一定要记得及时就医，以免耽误病情。

1. 异常子宫出血

80% 以上的子宫内膜癌有前期异常子宫出血的情况。即使是年轻女性，若出现连续超过 3 个月的月经失调，务必及时就医，及时接受检查。

2. 子宫内膜不均

由于分泌期的反应，月经后期的内膜自然增厚，这时检查结果显示的内膜不均或欠均一般没有意义。而月经刚结束时，内膜也刚完成剥脱，如果此时检查显示内膜厚度大于 7 毫米，提示内膜不均或欠均，女性就要引起警惕。

3. 宫腔占位

这是宫腔里凸起的赘生物，良性的、常见的有子宫内膜息肉，但是也有可能是内膜过度增生造成的内膜病变，比如内膜不典型增生或内膜癌。若月经结束后依然持续存在，需要进一步进行宫腔占位活检。

4. 异常阴道排液

子宫内膜癌合并感染的情况下，不仅有大量排液，而且那种排液还伴有恶臭味。

内膜癌青睐"三类女性"

子宫内膜癌尤其青睐以下三类女性：

（1）有子宫内膜癌、结直肠癌家族史。

（2）有多囊卵巢综合征病史。

（3）有肥胖、糖尿病、原发性高血压等病史。

存在以上信号或高危情况的女性，当医生建议子宫内膜活检时，即使未婚未育也不要犹豫、不要害怕，及时接受手术治疗。

（宁程程）

40 岁得癌，医生却只让她住了 3 天院

张姐刚过不惑之年，长得珠圆玉润体态丰盈，是微胖界的资深美女。

上礼拜，一向月经不准的张姐去医院做了个检查，可结果如同晴天霹雳，子宫内膜活检报告上白纸黑字："子宫内膜癌"！

尽管子宫内膜癌被誉为佛系癌症、可逆转的癌症。但毕竟是恶性肿瘤，听说要切子宫，切卵巢，还要切肚子里从上到下、从左到右的一大串淋巴结，开完刀肚子上要插好几根管子。

得住多久的医院？多大一个手术啊？广场舞啊，青山绿水啊，张姐的心情被悲伤和恐惧笼罩。

一个礼拜过去了，正在大家为张姐扼腕叹息时，光彩照人的张姐竟然溜溜达达又出现在小区里！原来张姐手术早早做好了，而且就住了 3 天院。

秘笈 1　前哨淋巴结定位活检——小手术、黑科技

淋巴结转移是子宫内膜癌重要的转移途径之一，所以，以前为了避免漏检，无论疾病早晚，所有内膜癌全部要做盆腔淋巴结清

扫，还有的要一直清扫到腹主动脉。这就意味着，肚子里一大半大血管周围的淋巴结都要被切掉，不仅手术时间长，风险大。更糟糕的是，由于淋巴结、淋巴管被齐齐断了，两条腿和下腹部的淋巴液没有了回流的主干道，很多患者下半生都要忍受大腿和下腹水肿的痛苦。裙子不能穿也就算了，一条腿比另一条腿粗了两圈儿，连左右脚的鞋子都差了 2 个码。而且一条腿永远是麻麻胀胀的，有时都怀疑是不是自己的腿。

然而，所有内膜癌患者里，真的有淋巴转移的最多不过 10%，90% 以上的早期患者根本没必要清扫淋巴结。而且，那些没有转移的淋巴结，其实是身体的一个个"小卫兵"，担着保卫身体的重任。但是，不清扫的话，谁又能保证自己就是那幸运的 90% 呢？

那么，淋巴结，扫还是不扫？不用纠结！

精准的荧光显影前哨淋巴结定位活检技术的出现，使得"错杀一千的悲剧"不再重演。

红房子医院引进了目前国际先进的荧光显影前哨淋巴定位技术。前哨淋巴结是最有可能发生转移的第一站淋巴结，一般手术中会发现 2~4 枚前哨淋巴结。大量研究证实了前哨淋巴定位活检对发现子宫内膜癌转移淋巴结具有高度的敏感度（91%~100%）和阴性预测值（98%~100%）。

简单地说，前哨淋巴结没发现转移的话，99% 的可能性这位患者真的没有淋巴结转移。有了这个黑科技，在荧光的指引下，手术医生可以轻松地定位前哨淋巴结，并进行精准活检，整个过程 5~10 分钟完成！也就是说，除了活检的 2~4 个前哨淋巴结以外，其他"小卫兵"们都可以安全地保留下来。

手术真的变小了！既缩短了手术时间，又大大降低了手术创伤。

秘笈 2　保留卵巢——治好癌症，保住"青春"

明明是卵巢分泌雌激素造成的子宫内膜癌，切了子宫竟然可以留着卵巢？

真的！这不是谣言。

研究显示，对于早期、复发风险低的年轻内膜癌患者，保留卵巢并不增加患者的复发和转移风险。同时，保留卵巢内分泌功能，能够有效地维持骨密度、降低心血管疾病的发生风险。对于年轻患者，保留卵巢太重要了！没有了子宫，还可以忍，顶多不能生娃、不来月经了。没有了卵巢，会马上进入绝经状态，潮热、出汗、失眠、易怒、骨质疏松……

红房子医院子宫内膜病变团队会仔细评估，对于确实低危的年轻患者，在充分知情同意下小心地保留卵巢。这就是张姐做完内膜癌手术，还可以依然红光满面、光彩照人的小秘密。

秘笈 3　快速康复——早拔管、早活动、早喝水

许多人都经历过开刀前饿肚子，要灌肠，开好刀后床上躺 3 天，身上插着引流管、导尿管……还有天天静点生理盐水。

可是，在子宫内膜癌优秀团队这里，这些通通成了老黄历！

医院引进了先进的外科快速康复理念。快速康复是指在手术前后采用各种已经证实的有效方法来减少手术患者的应激及并发症，加快康复速度。在术前、术中和术后充分体现人文关怀。

具体措施包括联合麻醉、护理，减少因为肠道准备带来的胃肠道不适，减轻手术疼痛，术后鼓励早活动，尽早拔除引流管，使患者快速康复。

举个例子，手术当天早晨还能吃早饭，手术前两小时还能喝水，手术后两小时清醒了就能进食。术后第一天一早就拔了导尿

管，要起床遛弯儿，下午就拔引流管，无管一身轻，第二天就活蹦乱跳地出院啦！

话说回来，毕竟是恶性肿瘤，安全是根本前提。团队会对患者进行全方位多角度评估，根据患者具体情况制定最佳诊治方案，并且在手术中全程无瘤操作，尽可能降低或去除可能导致肿瘤复发或转移的危险因素。

（陈晓军）

这个恶性肿瘤平均诊断年龄 60 岁，
60% 发生在绝经后

月经姗姗来迟，要么转瞬即逝，要么滴滴答答。

刚退休的陈阿姨前几天因为月经紊乱查出了子宫内膜癌！这可把有着同样烦恼的 51 岁李阿姨吓坏了，她急忙赶到医院。医生看过后却说："没啥事，随访就行！"

同样更年期"姨妈不规律"为何两人天差地别？李阿姨虽然月经"乱"，但是妇科检查没有异常。B 超检查提示：子宫内膜 4 毫米，回声均匀，子宫、输卵管和卵巢都在正常范围。所以医生让她暂时观察随访，3~6 个月后再来复查 B 超。

但是陈阿姨不一样。B 超检查提示子宫内膜增厚 12 毫米，回声不均，她在医生的建议下进行了子宫内膜吸取活检，结果显示子宫内膜样癌 I 级。医生很快为她进行了微创手术。所幸发现及时，最终结果提示为早期的子宫内膜癌，没有其他高危因素，定期随访就行。

更年期月经紊乱，一定要及时检查

通常医生会进行妇科检查，初步判断一下出血来源，B 超检查也是必要的。B超检查如果发现子宫内膜增厚，回声不均匀，或者有异常占位，医生通常会建议行子宫内膜病理活检，取出一部分内膜组织送病理检查，来明确疾病性质。

温馨提示：做B超的最佳时机是月经刚干净的时候，但是如果一直不规则出血，也要尽快来医院检查，而不需要等到天荒地老！

为什么更年期月经会"乱"？

在围绝经期，月经可能来得勤，也可能懒得来，有时候来去匆匆，有时候来了不走，忽而量多如冲，又或滴滴答答，总之，那是越来越不可捉摸。当然，也有很少的人月经会一下子就绝迹江湖。

正常女性一生中约有400~500个"卵宝宝"发育成熟并排卵，规律排卵保障着月经稳稳运行。随着年龄的增长，"卵宝宝"逐步耗竭，直至不再排卵，卵巢分泌的雌激素和孕激素水平随之跌落，但这两种激素可不是一下子"断崖式"下降，刚步入更年期时，雌激素水平波动较大，到后期雌激素和孕激素才低到尘埃里。

雌激素和孕激素可是一对姐妹花，正是她俩合作默契才能保证月经规律来潮。当卵巢功能下降的时候，这俩姐妹花的平衡被打破，两人的合作"闹掰"了，月经可就越来越"任性"啦！

一大半内膜癌发生在绝经后

子宫内膜癌的平均诊断年龄是60岁，大概60%的子宫内膜癌发生在绝经后女性。这是因为，卵巢彻底"躺平"，孕激素已经"跑路"了，但身体里面还有低水平的雌激素在悄悄地刺激内膜。没有了孕激素的保护，长期无排卵导致雌孕激素这对姐妹花"闹掰"！时间一长，就容易发生子宫内膜增生症甚至子宫内膜癌。

那么，卵巢"躺平"了，雌激素哪里来的呢？原来，除了卵巢能分泌雌激素，外周脂肪组织也是雌激素合成的重要来源，脂肪组织中的芳香化酶会促进雄激素转化为雌激素，刺激内膜增生。

绝经后，体重管理非常重要

肥胖常与内膜癌如影相随。常见妇科恶性肿瘤中，90%的子宫内膜癌可以早期发现，及时治疗后5年生存率能达到95%！而且大部分在变成"癌"之前，常常会先表现为子宫内膜增生症：子宫内膜单纯性增生、复杂性增生和子宫内膜非典型增生，但是只要治疗及时，预后都很好！

补品可能危害内膜，千万别乱吃

大约有五分之一的子宫内膜增生性病变发生于更年期。

这类疾病尤其爱跟以下情况"团伙作案"：肥胖、不孕不育史；多囊卵巢综合征、长期服用雌激素类药物、大量摄入含动物雌激素的补品、他莫昔芬或者有雌激素增高疾病史；有乳腺癌、子宫内膜癌家族史者；还有胰岛素抵抗状态（糖尿病、高血压、肥胖等）等。这些情况都是子宫内膜增生性病变甚至子宫内膜癌的发生危险因素。在此要特别提醒大家，补品千万别乱吃！尤其是成分不清楚的补品！

（单伟伟　罗雪珍）

肥胖、多囊、绝经晚，警惕这种癌

前几日，妇科门诊来了这样一位阿姨，她体型"富态"，体重高达 100 公斤，高血压和糖尿病都 20 多年了。她说近一个月来小肚子老是隐隐作痛，这几天甚至有加重趋势。查体发现这位阿姨的子宫已经增大如 5 个月妊娠大小，质地偏硬，活动很差，有压痛。后行 B 超检查提示宫腔内除大片液性暗区，可见 2 厘米的中强回声，宫腔内有大量脓液及脓苔。看到这个结果，医生马上让阿姨进行子宫内膜活检。

10 天后病理报告出来，是子宫内膜样癌。子宫内膜癌发病隐匿，但却偏爱某些高危人群！子宫虽然深居盆腔中央，但也容易受伤。

内膜癌的高危因素，你有吗？

子宫内膜癌和长期的雌激素刺激脱不了干系，而避开下面几点高危因素，确实可以降低子宫内膜癌的发生风险。

1. 肥胖

子宫内膜癌"嫌贫爱富"，就爱赖上富态的女性。有研究报道，体重超过正常标准的 15%，发生子宫内膜癌的危险性足足增加 3 倍。

目前认为，肥胖是芳香化酶活性增加的导火索。这种酶可以促进雄激素转化为雌激素，促进内膜增厚。而且肥胖患者往往伴有高胰岛素及高血糖状态，更是让子宫内膜处在一个长期增生的环境，增加子宫内膜恶变的可能。

2. 多囊卵巢综合征

多囊的姐妹往往会因为稀发排卵而饱受不孕的困扰，而其实这异常的排卵也会将子宫内膜推向癌症的高风险。

不排卵，也就没有孕激素。子宫内膜少了孕激素的作用也就失去了周期性的剥脱现象，持续增生，因此容易发生恶变。

3. 绝经晚

我国女性更年期一般发生在 45~55 岁之间，绝经晚可不是"青春常驻"的好事，女性生殖系统的方方面面都讲究"适龄"。当绝经年龄过大，子宫内膜将长期受到无排卵性月经周期的影响，过度增生，也就大大增加了不典型增生和癌变的风险。

4. 终身未育

有研究报道，未孕女性至少比生过一个孩子的女性增加 2~3 倍发生子宫内膜癌的风险。而在子宫内膜癌患者中，大约 15%~20% 的患者有不孕史。这些患者因不排卵或排卵少，导致缺乏孕激素，子宫内长期处于增生状态。

5. 需要服用抗肿瘤药物的乳腺癌患者

据报道，长期服用抗肿瘤药物的乳腺癌患者的子宫内膜癌发生率是其他同龄人的 1.7~7 倍。这些患者一定得做好 B 超的随访，必要时调整治疗方案。

高危人群如何提早发现内膜癌呢？

定期监测肿瘤标志物

虽然子宫内膜癌无特异敏感的标志物，但一些患者会伴随有

CA125 或 CA199、CA153 或 HE4 的异常。这些指标对发现疾病和监测疾病大有价值。

定期 B 超监测内膜厚度

特别是绝经后出现子宫异常出血的患者，B 超检查可以帮助医生了解子宫大小、宫腔情况、内膜厚度等，也是疾病诊断的一大利器。一般来说，超声提示子宫内膜厚度超过 5 毫米的绝经后患者，建议行子宫内膜活检，以确认病变性质。

必要时子宫内膜活检

子宫内膜的病理学检查是诊断子宫内膜病变的"金标准"。诊刮术、内膜吸取术或宫腔镜检查都是获取内膜的常用手段。

内膜活检一般适用于以下患者：出现不规则阴道出血的患者；无排卵性不孕症多年的患者；持续阴道排液者；子宫内膜异常增厚或宫腔赘生物者。

（邵书铱　张英）

腹胀一个月，一查竟是卵巢癌！
这些癌信号别忽视

频繁腹胀，竟然是卵巢癌

54 岁的张阿姨绝经 3 年了，体态圆润，最近一个月她自觉腹胀、胸闷、一吃就饱，多次就诊内科都没有异常发现，到妇科门诊一查发现卵巢巨大肿块和大量腹水，肿瘤标志物 CA125 明显超出正常范围。医生仔细询问病史，发现张阿姨的母亲和外婆都因卵巢

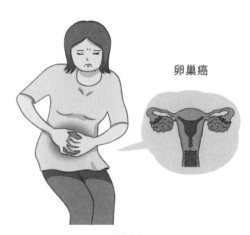

卵巢癌

图 16

癌去世。医生高度怀疑卵巢癌，建议她尽快住院治疗。可是张阿姨怎么也不愿相信，自己就是腹胀而已，又没有其他症状，怎么会"摊上"卵巢癌呢？

卵巢是位于腹腔深处的一对体积很小的器官，每个只有鹌鹑蛋大小。在早期阶段，卵巢癌大多不会引起明显症状，即使随着疾病

发展，症状也不明显。因此，卵巢癌被称为"沉默的杀手"，但即使这样我们仍可以留心观察到一些"蛛丝马迹"，通过现有的医学手段尽量做到早就诊、早筛查。

你常有这些症状吗？

（1）腹胀。

（2）下腹疼痛。

（3）吃饭时很快有饱腹感，便秘。

（4）尿急或尿频。

这些并不是卵巢癌的特有症状，其他良性疾病也可能引发这些症状，因此发现后也不要过分焦虑。但如果以上症状持续超过几周，反反复复，应该引起重视，即便是良性疾病，这也是在提醒我们及时就诊。

你是高危人群吗？

美国女星安吉丽娜·朱莉曾引发了公众对卵巢癌的关注，她的母亲、外祖母、姨母都因卵巢癌去世，因此她进行了基因检测发现自己有很高的风险罹患乳腺癌和卵巢癌，在 2013 年和 2015 年朱莉分别接受了预防性的乳腺和输卵管卵巢切除手术。显而易见，卵巢癌是有其高危因素的。

1. 家族史

不仅包括卵巢癌家族史，如果近亲有患乳腺癌或结肠癌，女性患卵巢癌的概率也会增高，这是一类与遗传相关的卵巢癌，一般占整体人群的 15% 左右，主要是 BRCA 基因突变所致。

2. 年龄

年龄是另一大危险因素，卵巢癌多发生在女性绝经之后。并且，绝经后不当使用激素治疗可能会增加患病风险。

3. 持续排卵

初潮年龄小、未生育、不孕等使卵巢癌发生风险增加，卵巢癌患病风险可能随着怀孕次数的增加而降低，另外，母乳喂养可能提供额外的保护。

还有一些相关性较小或尚无定论的危险因素，总体来说卵巢癌的高危人群是：

① 50 岁以上妇女。②未婚或晚婚、不育或少育、不哺乳者。③过量应用外源性雌激素者。④ BRCA1 和 BRCA2 基因突变的携带者。⑤乳腺癌或卵巢癌家族中的成员。⑥乳腺癌发病早的妇女。

高危人群要做基因检测吗？

那么，是不是所有高危人群都要像朱莉一样进行基因检测呢？答案是否定的。只有那些有明确家族史，且家族中有 BRCA 基因突变的患者，需行基因检测。如果基因检测证实含有胚系相关的 BRCA 基因的致病性突变，这部分患者可以在 35~40 岁左右，完成生育后做预防性的乳腺和卵巢输卵管切除术，以减少今后罹患卵巢癌的风险。

卵巢癌可以早期筛查吗？

众所周知，"宫颈细胞学检查 +HPV 检测"已经广泛应用于宫颈癌的早期筛查。但非常遗憾的是，卵巢癌的早期筛查和早期诊断仍是医学上的难题，目前没有简单可靠的方法用来筛查或诊断卵巢癌。

目前，我们推荐应用"妇科检查 + 血清 CA125 检测 + 阴道超声检查"对高危人群进行每年 1 次的筛查。必须说明的是，良性卵巢疾病也可能出现 CA125 升高或卵巢肿块，因此超声发现盆腔肿块、血 CA125 升高等并不是确诊依据。结合临床医生的经验判断，如果怀疑有恶性肿瘤，应该通过手术切除可疑肿块，并做病理切片才能明确诊断。

得了卵巢癌该怎么办?

卵巢癌的死亡率在各种妇科恶性肿瘤中高居首位,且很容易发生盆腔和腹腔转移,是"最可怕"的妇科恶性肿瘤,被称为"妇瘤之王"。但这并不代表我们束手无策。

手术联合术后化疗是卵巢癌最重要的、最基本的治疗方式。手术的目的是尽可能切除所有可见的病灶,并通过术后化疗提高疗效。手术能做干净是治疗的第一步也是最重要的一步。但遗憾的是,即使病灶完全被清除,仍有70%~80%的患者会在两年内复发,最终进入反复手术、反复复发的恶性循环。为了打破这种循环,各种新兴治疗手段正在蓬勃发展,比如靶向治疗、免疫治疗。

近年来靶向药物(PARP抑制剂等)越来越多地被应用于临床。形象来说,靶向药物就是针对肿瘤细胞的"生物导弹",它们进入人体后能够识别、破坏肿瘤细胞而不影响正常人体细胞,发挥强大的抗肿瘤作用。目前推荐BRCA基因突变或HRD评分阳性的患者在化疗结束后口服靶向药物维持治疗。必须说明的是,靶向药物也有一些不足之处,如价格昂贵、有一定的副作用。总体来说,目前治疗原则仍是手术为主,化疗、靶向治疗为辅。

(袁蕾)

这种癌，复发率高达 50%~70%，
复发因素有这些……

　　诊室外岳阿姨看着报告上各项正常的指标，露出了舒心的笑容，陪伴她的先生一直说着"不容易啊，真不容易啊！"

　　岳阿姨是位复发的上皮性卵巢癌患者，也是常跑医院的老患者，先后经历手术—化疗—手术—化疗—靶向治疗。如今离岳阿姨二次手术已经过去了五年，从最初的愤怒、绝望，到接受和现在积极面对，岳阿姨的身心都恢复得不错。

　　不过也不是每个患者都能像岳阿姨这样积极乐观，提到卵巢癌就想到复发，吓得不轻。

　　卵巢癌年发病率居女性生殖系统肿瘤第 3 位，呈逐年上升的趋势，而死亡率位于女性生殖道恶性肿瘤之首，严重威胁女性健康。卵巢恶性肿瘤包括多种病理类型，其中最常见的是上皮性癌（70%），其次是恶性生殖细胞肿瘤（20%）和性索间质肿瘤（5%）。手术和化疗是治疗卵巢癌的主要手段。

卵巢癌为什么容易复发？

复发性卵巢癌是指经过满意的肿瘤细胞减灭术和正规足量的化疗后达到临床完全缓解，停药半年后临床再次出现肿瘤复发的征象。

卵巢癌的复发多发生在术后 3 年内。复发与很多因素有关，包括临床期别、外周血肿瘤标志物数值、病理类型、组织级别、治疗的规范性、肿瘤家族史、年龄、营养状况等。

卵巢上皮性癌有 50%~70% 复发概率，平均复发时间 16~18 个月。卵巢恶性生殖细胞肿瘤复发率为 60%，其中 90% 的复发是发生在术后 2 年内，但复发后治疗效果仍较好。需要指出的是上皮性癌多见于绝经后女性，由于卵巢深居盆腔，卵巢上皮性癌早期症状不明显，往往是非特异性症状，难以早期诊断，约 2/3 的卵巢上皮性癌患者就诊时已是晚期，更易复发。卵巢恶性生殖细胞肿瘤常见于年轻女性，临床表现与上皮癌有所不同，早期即出现症状，约 60%~70% 的患者就诊时属早期。

如何减少卵巢癌复发？

定期按时随访很重要！特别是治疗后的前 2 年。高危人群，如特殊病理类型，患有林奇综合征和利 – 弗劳梅尼综合征家族史的患者应尽早进行基因检测及靶向治疗。规范的治疗、手术是否彻底以及术后均衡的饮食、良好的作息时间、积极乐观的心态、家人的支持等对减少卵巢癌的复发都很重要。

卵巢癌复发的治疗方案有哪些？

生存质量是复发患者再次治疗时最应该考虑的因素，治疗方案实现个体化，根据患者既往治疗的反应性、完全缓解的时间间隔和是否符合临床试验的入选标准等因素来制定。

手术，包括以缓解症状如肠梗阻为目标的姑息性手术和延长无进展生存期和整体生存率的肿瘤细胞减灭术。

化疗，是治疗复发性卵巢癌必不可少的，可选择参加临床试验、按铂敏感复发或铂耐药复发治疗，具体要根据专业医生评估来定。

激素治疗，是部分上皮性卵巢癌和生殖细胞肿瘤复发患者除了化疗外的另一个选择，主要药物是芳香化酶抑制剂（阿那曲唑，来曲唑，依西美坦）、醋酸亮丙瑞林、他莫昔芬、氟维司群等。

靶向治疗，不论是初治、还是复发或未控的患者，都建议使用最新获得的肿瘤组织进行肿瘤分子检测，意义在于指导选择合适的靶向药物。如以贝伐珠单抗为代表的抗血管生成药物，单药或者联合化疗也是复发患者的首选（特别是合并腹水患者）；PARP抑制剂是近年来卵巢癌治疗领域的最大进展，可用于复发后的维持治疗或治疗。

放疗，复发性卵巢癌患者可考虑姑息性放疗，放疗方式可分为全腹与盆腔放疗。

其他治疗方法还有免疫治疗、中药治疗等方式也值得尝试。

总之，由于70%卵巢癌患者一经发现就是晚期，其复发率确实高。但是复发并不意味着束手无策，临床上不少患者，复发后治疗效果仍较好。相信随着医疗技术的进步、新药物的出现，复发性卵巢癌患者的预后将会明显改善。

（王晓娟）

私处"发白"、发痒，严重可致癌

去年 5 月，白岚（化名）开始出现持续的外阴瘙痒，在家洗澡时发现外阴上出现了白色的斑块。起初她并未在意，但今年以来发白的部位越来越痒，还变硬了，甚至小阴唇都变小了，阴道口边缘还有点硬硬的，同房时隐约有疼痛感。这白白的究竟是什么？

外阴长"苔藓"，这究竟是什么病？

外阴硬化性苔藓是以外阴、肛周皮肤萎缩变薄为主要特征的疾病，随着疾病的进展，变白的组织变得越来越厚，发生苔藓样改变，并不是真的长了"苔藓"。本病曾被称为外阴白斑、外阴硬化性萎缩、外阴营养不良等，1987 年国际外阴病研究协会（ISSVD）将其命名为外阴硬化性苔藓。这种疾病在青春期前、围绝经期、绝经后女性中更常见，确切病因尚不清楚，可能和遗传、免疫、内分泌等因素有关。

大多数患者会有明显的瘙痒、性交痛，如果有皲裂或糜烂，则可能出现皮肤疼痛。硬化性苔藓最早的病变是乳白色的斑点和斑块，因此易与白癜风和炎症后色素减退混淆。

硬化苔藓严重可致癌

和白岚所经历的一样，硬化苔藓会给女性私处带来一系列麻烦。阴唇可能在中线粘连，部分封闭前庭。小阴唇会逐渐缩小，最后可能完全消失。阴蒂包皮可能会肿胀和结疤，通常会导致阴蒂部分或完全包埋。阴道口挛缩狭窄，边缘变得坚固且不活动。还有的患者会出现继发性改变，包括紫癜和皲裂。

硬化性苔藓如果不能得到规范的诊治，可能导致严重的外阴萎缩、瘢痕形成，影响患者的生活质量，甚至导致恶变，增加外阴癌前病变及外阴癌的风险。因此，必要时要行外阴活检以明确诊断。

长期维持治疗，可以阻断其进展

作为一种慢性疾病，外阴硬化性苔藓经规范治疗后，大多改善明显，但需要长期维持治疗才能阻断进展，同时每半年到一年复诊。

1. 药物治疗

一线治疗推荐局部外用糖皮质激素，经过 3 个月的诱导缓解阶段后，建议长期维持治疗。二线药物主要是钙调神经磷酸酶抑制剂。

2. 物理治疗

点阵激光、聚焦超声、光动力以其安全、有效、微创的优势，也可作为外阴硬化性苔藓的治疗手段。

3. 手术治疗

当硬化苔藓引起性交困难或阴蒂包茎时，可采用手术进行矫正。生活方式调整注意避免外阴局部机械损伤，例如不穿紧身衣、不用硬质车座等。而且，尿液能够诱导和加剧病情，排尿后要尽快拭干，排尿前后或游泳前后也可以使用保湿霜保护皮肤。

（肖凤仪）

肿瘤会遗传，体检也发现不了，怎么办？

谈起肿瘤，人人色变。所以也越来越多人重视起体检，体检中心走一趟，防癌项目来一套。那为啥有人年年体检，一发现癌症就是晚期呢？

答案就是，体检并不适用于发现所有早期癌症，尤其是一些会遗传的癌症。今天我们就来说说，如何早期发现常见的女性肿瘤？

体检确实能发现早期癌症

就女性特有的癌症来看，确实可以通过体检来早发现、早治疗。

宫颈癌：

绝大部分宫颈癌是由 HPV 引起的，既往临床上使用较多的是单独宫颈液基细胞学（TCT 或 LCT）、单独人乳头瘤病毒（HPV）检测，或者两者联合。

每个机构的筛查标准可能不一，根据最新 2020 年美国癌症协会的宫颈癌筛查指南，推荐开始筛查年龄为 25 岁，25~65 岁的女性首选 5 年 1 次单独 HPV 检查（首选方案），但强调是经过美国 FDA 批准用于 HPV 一线筛查的检测方法（Cobas 法和 Onclarity 法）。如果无法进行 HPV 一线筛查，可以采用首选 5 年 1 次 HPV 检测联合细胞学或者 3 年 1 次细胞学筛查。即使接种 HPV 疫苗后的女性，应与未接种者筛查方法相同。

另外，如结果异常，则需根据情况每半年到 1 年检查 1 次。

子宫内膜癌：

当出现异常子宫出血，尤其具有子宫内膜癌高危因素的患者，临床高度怀疑内膜病变，妇科彩色超声提示内膜异常增厚、不均时，要进行子宫内膜吸取活检或者诊刮，对内膜进行病理学评估。

通常无症状者，可以在开始进行每年妇科检查时，采用彩色超声进行筛查。如有相关异常症状或者体征，随时就诊检查。

卵巢癌：

卵巢癌是最不容易早期发现并诊断的恶性肿瘤。对于卵巢癌的筛查方式，目前使用最常见的是经阴道超声及血清 CA125、人附睾蛋白 4（HE4）水平检测。通过超声发现附件区占位，结合肿瘤指标的结果，以及患者的症状和体征，当充分考虑卵巢恶性肿瘤后，可以进一步影像学评估，有条件者进行腹腔液细胞学检查或者盆腔肿块穿刺组织病理学检查。

通常无症状者，可以在开始进行每年妇科检查时，采用彩色超声、CA125、HE4 进行筛查，如有相关异常症状或者体征，随时就诊检查。

乳腺癌：

临床乳腺触诊最简便。乳腺癌筛查首选钼靶检查，同时联合乳腺超声有更高的筛查敏感度。

一般人群，每 6 个月至 1 年做 1 次乳腺检查，乳房疼痛明显、乳房发现有结节或有乳腺癌家族史的女性，应 3~6 个月检查 1 次乳腺。

体检不适用所有癌症、所有人群

但是，不是所有癌症都可以通过体检筛查出来，比如位居妇科肿瘤死亡率榜首的卵巢癌，因为早期症状不明显，所以早期的检出率并不是特别高。

还有一类带有基因突变的潜在癌症患者，也就是我们说的会遗传的癌症。比如遗传性乳腺癌、卵巢癌、子宫内膜癌，没有发病之前根本没有症状，普通的体检也无法发现。

如何尽早知道自己是否携带有发生恶性肿瘤的致病基因？答案就是这几年频频上热搜的基因检测。

我需要做基因检测吗？

是否每个人都需要进行基因检测呢？

答案是：No。就妇科遗传性肿瘤而言，常见的包括 Lynch（林奇）综合征、HBOC（遗传性乳腺癌–卵巢癌）综合征、PJS（黑斑息肉）综合征、Cowden 综合征等。选择基因检测有两个目的，一个是筛查具有恶性肿瘤遗传倾向的个体和家族，第二个是筛查可以进行药物治疗的潜在靶点。因此，不推荐人人都进行基因检测。有相关需求的患者，建议通过肿瘤的遗传咨询进行相关检测。

哪些人需要肿瘤遗传咨询？

具备以下情况者均建议进行遗传咨询：

（1）小于等于 60 岁的子宫内膜癌患者。

（2）小于等于 50 岁的卵巢癌患者。

（3）小于等于 40 岁的乳腺癌患者。

（4）任何年龄诊断的非浆液性非黏液性的上皮性卵巢癌者。

（5）具有已确诊遗传性肿瘤一级亲属者。

（6）具有诊断以上肿瘤且发病年龄如上所述的一级亲属者。

（7）多发性或双侧性肿瘤患者。

（8）一个家族多代发生相同或关系密切的肿瘤。

（9）其他临床医生建议进行遗传咨询者。

（王超　王博）

肿瘤标志物升高，会得癌吗？还真说不准

肿瘤的早期发现对于患者的生存率至关重要。就妇科肿瘤来看，科学研究报道显示，早期宫颈癌、内膜癌的 5 年生存率可达 90% 以上。

通过体检的筛查，可以最大限度地避免中晚期肿瘤的发生，所以在体检中各种肿瘤标志物也越来越受重视。

那么，问题就来了：肿瘤标志物的升高，就一定意味着肿瘤的发生吗？真相可没这么简单，肿瘤标志物的升高可能预示着肿瘤风险，也可能只是个"误会"。

今天就来看看几种常见的妇产科肿瘤标志物以及临床意义

CA125

正常参考值 <35U/ 毫升。

CA125 是一种糖蛋白，是卵巢癌最广泛的生物标志物。约 85% 的浆液性、65% 的子宫内膜样、40% 的透明细胞、36% 的未分化和 12% 的黏液性卵巢癌患者血清中，可表现为异常升高。在临床上广泛应用于盆腔肿块的鉴别诊断以及治疗后病情进展的监测、预后判断等。这也导致了姐妹们最焦虑的一点：CA125 升高，网上一查，

癌症起步。

虽然 CA125 敏感性较高，但特异性较差。就是说，CA125 在全部卵巢癌患者中的阳性率较高，很敏感；但是当 CA125 升高，并不一定就是卵巢癌，其可能就有很多种了。

除卵巢癌外，CA125 升高还可见于子宫内膜异位症、子宫腺肌病、盆腔感染等妇科良性疾病。对于子宫内膜异位症的患者，接受病灶切除手术后，CA125 可明显下降。很多姐妹在月经期、怀孕早期，也会出现生理性的 CA125 升高。

此外，一些生殖系统外的恶性肿瘤，如乳腺癌、胰腺癌、肺癌、结直肠癌等恶性肿瘤中也可伴有 CA125 的升高。

HE4（人附睾蛋白 4）

正常值与年龄有关

主要产生在上皮性卵巢癌、子宫内膜癌、部分肺癌、胃癌中。相较于传统的卵巢肿瘤标志物 CA125，HE4 在卵巢癌的早期筛查中具有一定的优势。HE4 对于诊断卵巢癌的敏感性约 72%，特异性约 90%，因此恶性肿瘤患者的 HE4 水平会升高得比较明显。除此之外，HE4 的水平，与卵巢癌的分期、转移情况直接相关，可一定程度上用于预测卵巢癌患者的预后。

一项发表于 2021 年的研究表明，铂敏感患者化疗 1 周期后，HE4 及 CA125 下降至正常水平比例更高。另外，上皮性卵巢癌患者的无病生存期（PFS）、总体生存期（OS）与化疗后短期内 HE4 及 CA125 下降至正常的比例密切相关。

罗马指数

正常参考值为 0~11.4%（绝经前），0~29.9%（绝经后）。

我们常见到绝经前与绝经后两个罗马指数，许多患者第一次见到这个指标想必是一脸茫然。

其实罗马指数是依据盆腔肿块患者的血清 HE4 和 CA125 双标志物的水平建立的上皮性卵巢癌预测模型，目的是改进 HE4 和 CA125 的敏感性和特异性，可在术前辅助评估绝经前和绝经后妇女盆腔肿块的良、恶性。

研究表明，罗马指数诊断上皮性卵巢癌的敏感性为 93.8%（绝经前妇女为 88.9%，绝经后妇女为 94.6%），特异性为 75%。

CA15-3

正常参考值 <31.3U/ 毫升。

CA15-3 是乳腺癌最重要的特异性标志物，在其他恶性肿瘤（如：肺癌、结肠癌、胰腺癌、卵巢癌、子宫内膜癌等）中也有一定的阳性率。对于监测乳腺癌术后的疗效和复发也有着重要的作用。

当 CA15-3 值 >100U/ 毫升时，常提示有乳腺癌转移。不过在很多良性疾病中，如肾炎、糖尿病、胃炎、胰腺炎、骨质疏松等中也可见 CA15-3 升高。

CA19-9

正常参考值 <37U/ 毫升。

CA19-9 是迄今为止发现的对胰腺癌诊断最敏感的肿瘤标志物，在妇科肿瘤（如：卵巢黏液性肿瘤）中也可能有相应的升高。不过，在卵巢内膜样囊肿、畸胎瘤等妇科良性疾病中，也可表现为 CA19-9 的异常升高。有研究发现，子宫内膜异位症患者的血清 CA19-9 可明显高于健康人群。

因此，CA19-9 联合 CA125、HE4、CA15-3 等能提高妇科肿瘤诊断阳性率和良、恶性肿瘤的鉴别诊断率。

CEA（癌胚抗原）

正常参考值 < 5 纳克/毫升。

CEA 是存在于胚胎胃肠黏膜上皮与一些恶性组织的细胞表面的糖蛋白，可谓是"最广谱"的肿瘤标志物。在消化道肿瘤（如：结肠癌、直肠癌、胃癌等）中可能会升高，但特异性并不高，在肺癌、乳腺癌等其他恶性肿瘤患者的血清中也有一定程度的阳性率，也常用作肿瘤术后的随访。

不过，千万别被"癌胚抗原"这几个字吓到，在很多良性疾病中，CEA 也会升高，例如肺炎、肠胃炎、胃溃疡、冠心病等。

AFP（甲胎蛋白）

正常参考值 ≤ 9 纳克/毫升。

AFP 在临床上主要作为原发性肝癌的肿瘤标志物，在原发性肝癌的早期筛查及疗效监测中发挥重要作用，诊断阳性率为 60%~70%。在妇科生殖细胞肿瘤中，如内胚窦瘤、畸胎瘤等疾病中，也可出现血清 AFP 水平的升高。

对于妊娠妇女，孕 3 个月后，AFP 开始升高，7~8 个月时达高峰，一般在 400 纳克/毫升以下，分娩后 3 周恢复正常。若在妊娠期 AFP 异常升高，要排除胎儿神经管缺损、畸形可能。

CA72-4

正常参考值 < 6.9U/毫升。

CA72-4 是一种高分子量的类黏蛋白分子，目前是胃癌的重要肿瘤标志物之一，且与胃癌的分期有明显的相关性，有转移者更高。

然而，在卵巢癌、结/直肠癌、胰腺癌、肝癌、肺癌、乳腺癌等患者的血清中也可能大幅升高。但是，在一些良性胃肠疾病中也可见 CA72-4 升高。

SCCA（鳞状上皮细胞癌抗原）

正常参考 ≤ 1.5 纳克 / 毫升。

SCCA 是一种糖蛋白，正常人血清含量极低。常作为鳞癌的肿瘤标志物，特别在非角化癌的细胞中，含量更丰富。适用于宫颈癌、肺鳞癌、食管癌、头颈部癌、膀胱癌的辅助诊断，治疗观察和复发监测。Ran 等的研究显示，宫颈癌患者中，有子宫旁浸润和淋巴结转移的患者 SCCA 和 CA125 水平高于无浸润和转移的患者。

核磁共振联合血清 SCCA 对诊断宫颈癌淋巴转移和宫旁浸润的敏感性、特异性、准确性分别为：63.2%，96.0%，95.1% 和 76.3%，95.3%，94.3%。

HCG（人绒毛膜促性腺激素）

非妊娠期 <5mIU/ 升。

咦？这不是用来监测是否怀孕的指标吗？怎么跟肿瘤扯上关系呢？

虽然 HCG 是妊娠的标志，但它是由滋养细胞分泌产生，在一些妊娠相关疾病中（如：葡萄胎、绒癌等），也可表现为异常升高，会明显高于它对应的孕周，甚至可以用作监测疾病进展的相对特异性的血清标志物。

除了常见的妇科肿瘤，对于一些特定肿瘤（如：颗粒细胞肿瘤等）也有独特的血清肿瘤标志物与之对应（如：抑制素），可用于监测疾病、评估疾病的疗效。

总而言之一句话：肿瘤标志物升高 ≠ 癌症！常用的肿瘤标志物主要为蛋白质、糖类抗原等，但是正常组织（如：胚胎胃肠黏膜上皮、胚胎期肝脏和卵黄囊等）也可以产生。因此，没有任何一种肿瘤标志物的敏感性、特异性和准确性是100%，某个单一的肿瘤标志物升高不等于得癌。反过来，很多癌症的发生也不一定会发现肿瘤标志物升高，定期、全面的体检就显得很重要。

肿瘤标志物升高，会不会得癌真的说不准，但可以帮助医生做出进一步的判断，并不是立马诊断癌症。筛查不同的癌症，更需要结合临床症状、影像学检查、内镜检查等等来完善对疾病的整体评估。如果只是单纯某项指标升高，其他相关检查做下来都没啥问题，医生评估后也说是随访或者不管它，那就可以安心啦。

（郑韵熹）

卵巢囊肿会变成卵巢癌吗，有必要动手术吗？

最近门诊来了位忧心忡忡的阿姨，平时没什么不舒服，月经也规律，体检的时候发现卵巢有个包块，虽然医生已经告诉她，只是个囊肿，可以随访，但她还是非常担心：卵巢囊肿会不会癌变啊？

卵巢囊肿与卵巢癌有非常大的区别。简单的判断方法用一句话来概括，只要女性处在激素分泌活跃时期，都有可能出现卵巢囊肿，但绝大多数囊肿可以自行消退，自我判断的底线是定期医院超声检查囊肿不增大；而卵巢癌通常在绝经后，短期内会迅速生长，诊断需要综合医生的检查结果。

具体来讲，分四种情况讲一讲卵巢囊肿，最后跟卵巢癌比较一下。

什么是囊肿？

囊肿，顾名思义瘤体的主要成分是液体，卵巢囊肿绝大部分是卵巢排卵后卵巢修复过程中形成的，主要年龄段在 30~50 岁。大多数的卵巢排卵是"静悄悄"的，卵巢外观不会出现明显的变化，只有少数情况形成囊肿，一次排卵后形成的囊肿一般不会很大，医学上以 5 厘米为界限，也就是说，多数 5 厘米以内的囊肿会自行消退，不需要采取任何治疗措施，医生给它一个专有名词："生理性囊肿"；超过 5 厘米的囊肿，可能是一种病理状态，比如讲卵巢囊性畸胎瘤、各种囊腺瘤，甚至是卵巢癌，建议手术治疗。由于医学检测手段的发达，许多囊肿的监测完全在医生可控制范围，因此，目前国外也有主张以 8 厘米判断是否手术的选择标准。生理性囊肿修复完成后囊液会慢慢被吸收，吸收消退过程、时间长短因个体而差异，持续 1 个月或数月不等。少数情况囊肿持续存在，只要不变大，3 个月到半年随访 1 次即可。

"卵巢巧克力囊肿"是什么？

另一类卵巢囊肿是带颜色的。因其囊液呈棕褐色，俗称"巧克力囊肿"，18~35 岁年龄段多见。与前面提到的生理性囊肿不同的是，多数有与月经周期相随的周期性疼痛感，也有少数人没有显著的疼痛感，两者发现时有年龄上的差距。不产生疼痛感觉者，囊肿长期存在于体内，体检时或肿块很大时才被发现，40 多岁甚至 50 岁看病者不在少数。这部分女性往往因 CA125 升高而产生心理的紧张情绪，但一般的数值不超过 500 单位。CA125 是一种"肿瘤"抗原，是一位美国医生首先发现可用于卵巢癌的诊断，但后来人们发现在炎症、"巧克力囊肿"、盆腔结核等情况下，也会出现不同程度的升高，目前肿瘤妇科医生更倾向于用它来判断卵巢癌的治疗效果。所以，不必为 CA125 的升高而恐慌！简单一个自我判断的方法是，有小腹疼痛感的指标升高可以观察；无任何感觉的指标升高要去看医生，特别是您已经绝经了的情况下。

其他的卵巢良性"囊肿"

第三类的卵巢"囊肿"，其实不是囊肿，医生称作囊腺瘤，可以肯定是肿瘤，但是一种良性肿瘤。在体内长期不退的往往是这种情况，因囊液黏稠度不同，分为浆液和黏液两种，前者囊液如水，后者囊液如果冻，或更稀薄些，肿瘤因被许多囊壁包绕，B超上可以发现整个肿瘤呈多房性。囊腺瘤是良性的，但也有一种会不断长大的交界性肿瘤，即介于良性和癌之间的肿瘤，这通常需要医生的判断。该情形比较少，大家也不必为此担心，也不必慌张，您完全有充分的时间把问题搞清楚后再做决定。

"小女孩"才会得的卵巢肿块

第四种是"小女孩"的卵巢肿瘤，月经初潮前后多见。欧美国家比较少，但亚洲国家多见一些。不产生明显的不适感觉。小女孩没有任何防范意识，往往是学校体检时，或肿瘤长得很大时才发现。这一类肿瘤往往需要手术治疗。

最后还得简单讲一讲卵巢癌。大家最怕，最担心就是自己会不会生卵巢癌。女性卵巢癌发病率并不高，但比较凶险，与卵巢囊肿的主要区别有以下几点：城市女性多见，而且随着年龄增长而增加，囊肿没有城乡差别，年轻女性比较多见。B超上卵巢癌的肿块回声不均匀，医学上称为不均质肿块；囊肿往往比较"单纯"，外面一层皮，里面一包水，超声显示囊壁内部非常均匀。如果您实在不放心，到肿瘤专科医生那里去，找有卵巢癌治疗经验的医生查一下，说不如做，您去查了会放心些！检查手段，体格检查，B超检查是随访卵巢囊肿最经济实用的方法，不用预约，当场出报告，技术上非常成熟，各级医院诊断水平差异不大。

广大患者完全不必担心，卵巢囊肿恶变的机会非常少，定期随访是主要对策。

（臧荣余）

病毒疫苗不是癌症预防疫苗

刘女士年过四旬，在美国生活了多年，近期回国来院就诊，原因是近1年与老公同房时总有出血，询问她有没有定期做过宫颈癌筛查，刘女士自信满满地说自己1年前已在美国打过HPV疫苗了，不可能得宫颈癌的，所以已经有两年没有进行宫颈癌筛查了。可是当给她做体检时发现她的宫颈成火山口状接触性出血，经过宫颈活检病理证实是宫颈癌。当刘女士拿着病理报告时后悔地感叹道：还是大意了呀，应该早点做检查的。刘女士的教训给很多女性都敲响了警钟，今天就来聊聊宫颈癌的三级预防攻略！

宫颈癌离我们并不遥远，但我们要有足够时间预防它

宫颈癌发病率和死亡率在全球女性恶性肿瘤中均位居第四位，在女性生殖道恶性肿瘤中发病率和死亡率均最高。2020年全球有60.4万宫颈癌新发病例和34.1万死亡病例，其中我国占了1/5。其发病近年来呈年轻化趋势。

值得欣慰的是，宫颈癌是全球目前唯一病因明确，可以早防早治的恶性肿瘤，它的主要病因就是高危型人乳头瘤病毒（HPV）的

持续感染。宫颈癌发生、发展过程漫长，宫颈组织从正常细胞发展为癌前病变，然后发展为宫颈浸润癌，大约需要数年到数十年的时间。因此我们有足够时间可以阻止宫颈癌发生！

做好宫颈癌三级预防策略，消灭宫颈癌将成为可实现的梦想

2020 年世界卫生组织 WHO 发布《加速消除宫颈癌全球战略》，包括中国在内的全世界 194 个国家首次承诺消除一种癌症。战略的 3 个关键措施：疫苗接种：90% 的女孩在 15 岁之前完成人乳头状瘤病毒疫苗接种；筛查：70% 的妇女在 35 岁和 45 岁之前接受高效检测方法筛查；治疗：90% 确诊宫颈疾病的妇女得到治疗（90% 癌前病变妇女得到治疗，90% 浸润性癌病例得到管理）。成功实施这项 "90-70-90" 三级预防策略，将在未来 30 年内减少 40% 以上的新发病例。

一级预防：接种 HPV 疫苗，阻断病原不必追求"高价位"，早打早防！

（1）为什么要接种 HPV 疫苗？

中国女性高危 HPV 感染率为 19.1%，最常检出的高危型是 HPV52/16/58/33/18，其中 69.1% 的宫颈癌是由 HPV16 和 18 这两型感染引起的，92% 的宫颈癌是由 HPV16/18/58/52/33/31/45 引起。HPV 疫苗在预防 HPV 型别相关疾病的临床试验中显示出 87.3%~100.0% 的保护效力。因此接种 HPV 疫苗是宫颈癌的一级预防。

目前共有 3 种 HPV 疫苗，分别是二价，四价和九价疫苗，均用于 9~45 岁适龄女性接种。要注意的是，不是执着地等待追求"价更高"的疫苗就是最好，接种年龄比接种价次更重要！早打早防更关键！

（2）接种疫苗，谁的获益最大？

WHO 建议 HPV 疫苗的主要目标接种人群为未暴露于疫苗相关

HPV 基因型的青春期女性。而 HPV 感染主要通过性行为传播，也就是说在发生初次性行为之前，还未感染 HPV 之前接种的获益最大。当然，在性行为开始后进行 HPV 疫苗接种也是有益的。因此，优先推荐 9~26 岁女性接种 HPV 疫苗，特别是 17 岁之前的女性；同时推荐 27~45 岁有条件的女性接种 HPV 疫苗。

（3）接种完 HPV 疫苗，就不会得宫颈癌了吗？答案是错！

接种了 HPV 疫苗并不代表就完全安全了，因为没有疫苗是能百分百预防感染的。此外，宫颈癌的发生除了 HPV 感染以外还有很多其他多因素的影响，即使接种了疫苗，避免 HPV 感染，但宫颈还有发生癌变的风险。因此，疫苗不是"金钟罩"，定期体检必不可少，仍要做好防癌各项检查！病毒疫苗不是"癌症"疫苗，HPV 感染相关宫颈癌一般有约 10 年左右进展过程，得了宫颈癌接种 HPV 不能预防癌症也不能治疗癌症。

二级预防：定期筛查，早期发现癌前病变，阻断癌症发生，"治未病。"

无论有无接种 HPV 疫苗，所有有两年以上性行为或 21 岁以上有性行为的女性为筛查对象。

宫颈癌筛查推荐应该开始于 21 岁，可先进行宫颈细胞学检查，25 岁后进行 HPV 检测；

30~65 岁女性推荐"细胞学 +HPV 联合检测"，至少每年 1 次联合筛查！

宫颈癌最佳筛查方案——"三阶梯"筛查：

（1）宫颈细胞学检测——初步筛查。

液基细胞学（TCT）和传统的巴氏涂片均可用于筛查，主要是看有无宫颈细胞发生了异常变化。

（2）高危型 HPV DNA 检测——病因筛查。

可作为独立筛查，也可与细胞学检测联合应用。有 HPV 的感染，不代表就有病变，还需要宫颈细胞学检查和阴道镜的检查。

（3）阴道镜检查——诊断助手。

当宫颈细胞学异常／或高危HPV感染，则需要通过阴道镜来观察外阴阴道宫颈有无病变和病变程度，"火眼金睛"指导可疑病变部位定点活检或宫颈管内膜刮取术，从而明确诊断。

三级预防：早发现，早治疗，提高子宫颈癌的综合治疗效果。

宫颈的癌前病变可通过宫颈锥切术达到治愈，但如果不幸罹患了宫颈癌，也不要气馁，尽快至妇科肿瘤专家就诊，早期宫颈癌通过及时规范的治疗，预后很好，甚至可治愈。年轻有生育要求的早期宫颈癌患者，如符合要求，还可选择保留生育功能的手术方式。

最后，总结提醒：疫苗早打早防，筛查必不可少，早发现，早治疗，消灭宫颈癌终将实现！但已经感染HPV，接种HPV疫苗不能预防宫颈癌。

（蒋莉）

"沉默"的卵巢癌

　　陶奶奶今年 3 月份因为活动后胸闷气促就诊于某三甲医院心内科，检查后发现双侧肺动脉栓塞，给予口服抗凝治疗，之后定期呼吸内科监测凝血功能。两个月后，陶奶奶发现自己经常便秘，于是去医院消化科就诊，肠镜检查显示肠腔狭窄但活检结果为慢性黏膜炎。医生给陶奶奶开了点药就回去了。时间又过了半个月，陶奶奶症状越来越重，已经好几天没有解大便了。于是她女儿带她去了医院急诊科，医生初步诊断为肠梗阻，然后开了一些检查。检查结果发现陶奶奶个别肿瘤指标很高，分别是 CA125 : 1112U/ 毫升，HE4 : 1091 皮摩尔 / 升，而 CA199 和 CEA 均在正常范围。随后的 CT 平扫＋增强检查提示：双侧卵巢来源恶性肿瘤累及子宫和乙状结肠，伴盆腹腔多发种植转移。看到这些检查结果，陶奶奶和女儿傻眼了，最终诊断居然是卵巢癌！

　　陶奶奶以肺栓塞相关症状为首发症状，后期伴腹胀、排便困难、肠梗阻等消化道症状，由于症状不典型，先后经历了心内科、呼吸科、消化科以及急诊科等近半年的就诊之路，最终明确卵巢癌诊断开始在妇科肿瘤科接受正规治疗。

那么，为什么卵巢癌会导致肺栓塞、肠梗阻这些看似毫不关联的症状呢？原因就在于卵巢癌是一个"沉默的杀手"，总是不以真面目示人，而是以各种不典型症状迷惑众生。

卵巢癌是严重危害女性健康的恶性肿瘤，在世界范围内，死亡率居所有恶性肿瘤第四位，妇科肿瘤第一位。卵巢癌起病隐匿，症状不典型，很多时候仅表现为出现腹痛腹胀、便秘等胃肠道症状，部分病例还以其他系统的异常为首发症状。故大部分患者确诊卵巢癌时，已发展为晚期。

卵巢癌不典型症状易错过，需警惕

1. 卵巢癌与肺栓塞

卵巢癌细胞很狡猾，可以抱团形成小栓子在体内游荡。再加上肿瘤患者自身的高凝状态，当这些细胞栓子游到肺动脉及其分支时就能形成肺栓塞，引起胸闷胸痛；部分肿瘤引起的肺栓塞甚至毫无症状，称为隐匿性肺栓塞。所以中老年女性发生肺栓塞，除了心血管疾病外，千万警惕卵巢癌等肿瘤哦！

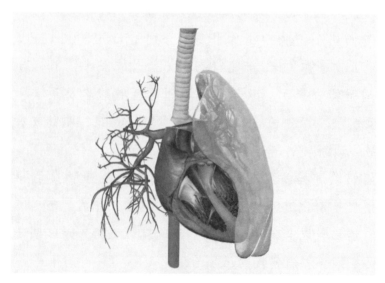

图 17 卵巢癌致隐匿性肺栓塞

2. 卵巢癌与肠梗阻

晚期卵巢癌细胞可以像一粒粒种子一样播撒在盆腔和腹腔的各个角落生根发芽，也就是"种植型转移"。当卵巢癌细胞停留在肠管表面的浆膜层，可以逐渐向肠腔浸润性生长引起肠管狭窄，但一般情况下很少进入肠腔内，所以肠镜下观察只能发现肠管狭窄，却发现不了明显病灶。所以对于女性不明原因的肠梗阻，一定要小心是不是卵巢癌。

3. 其他

此外，卵巢癌细胞手拉手冲破横膈进入胸腔，继续播撒小种子，产生胸腔积液。卵巢癌细胞还会转移到肝脾实质/腹股沟、左锁骨上等腹腔外淋巴结，这些都是Ⅳ期卵巢癌。

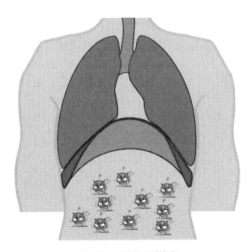

图 18　Ⅳ期卵巢癌

心中多根弦，早发现早治疗

那难道就没有办法将卵巢癌这个沉默杀手早日绳之以法了吗？

其实也不是。

首先还是要加强防癌查癌的思想意识，早发现早治疗。

如果有无明显诱因的腹胀，胃口减弱，消瘦，腹围增大，便秘或腹泻，异常的阴道流血，胸闷胸痛，呼吸困难，除了相对应的科室就诊外还要记得排查卵巢癌。初步的检查有肿瘤标志物：CA125和HE4，还有盆腹腔的超声或CT检查等。

最后我们也希望通过这一个故事，让更多的一线妇科门诊医师也能够意识到，对于中老年女性，不论其首发症状如何，特别是无明显诱因下出现不典型症状容易被误导时，要在心中多一根弦，多查肿瘤标志物，不要再错过卵巢癌了。

我们的共同目标是：让卵巢癌不再沉默，一起攻克卵巢癌！

（蒋莉　姜怡婷）

卵巢癌的随访和家庭关怀

　　62 岁的张阿姨老家在江苏，4 年前因为晚期卵巢癌来上海妇科肿瘤专家处就诊，做了个长达 6 小时的手术、并接受了 6 疗程的化疗，化疗后 CA125 降到个位数，张阿姨一家人都非常开心。治疗结束后的两年，张阿姨在上海的治疗医院复查，期间 CA125 也一直维持在 10U/ 毫升以下。张阿姨觉得每 2 月来上海复查麻烦，并觉得自己状态不错，思想上放松了警惕；进入第 3 年，就在当地县城医院妇产科复查，复查间隔时间也不规律，最常间隔有半年。

　　这一月张阿姨发现自己肚子又和 4 年前一样，慢慢大了起来，家人意识到情况不妙，赶紧陪着张阿姨来上海原手术医师处就诊。医生详细询问了治疗情况，发现张阿姨在 1 年前，CA125 就逐渐上涨，虽然还在正常范围，但已经从最低时的个位数逐渐升到十几、再到二十几、超过 35U/ 毫升，这两个月一下子跳到了近 500U/ 毫升！医生和陪同的女儿张女士说，你妈妈 CA125 超过 20U/ 毫升时就要警惕复发可能了，现在出现腹水，错过了复发治疗最佳时机，疗效也将大打折扣，非常可惜。

　　卵巢癌是妇科三大恶性肿瘤之一，最常见的是上皮性卵巢癌，多见于 40 岁以上的妇女，高发年龄段在 55~65 岁。上皮性卵巢癌，早期常常不痛不痒，不易发现，在就诊时约 70% 的病例已属晚期。其手术成功率高，化疗敏感，规范治疗后大部分患者治疗有效。但 70%~80% 的患者会在 2~3 年内出现肿瘤复发。

为什么要规律随访？

卵巢癌复发后还有再治疗机会，早期发现复发，合适的患者可从手术治疗中获益。卵巢癌复发，往往也是不痛不痒，多数是定期复查就诊发现。因此，卵巢癌治疗完成后，需要遵医嘱进行规范的密切随访，才能把握住后续治疗机会，以免错失良机。

复查项目有哪些？

复查时，医生需要了解患者的全程治疗情况，包括分期，手术及术后残留病灶情况，化疗方案，治疗前、化疗期间、化疗后、随访期间肿瘤指标情况，以及基因检测、肿瘤家族史等。随访期间，复查项目最基本的包括体格检查、肿瘤指标、B 超三项内容。妇科检查是早期发现盆腔复发病灶的基础方法。B 超是最基础的影像学检查，简便，没有辐射；高度怀疑复发时，结合病情进行 CT、PET–CT 等更高级的影像学检查。肿瘤指标一般包括 CA125、HE4，治疗前升高的其他肿瘤指标如 CA199、CEA 等后续也应进行随访。如透明细胞癌，常常合并有 CA199 升高；黏液腺癌，多有 CA199、CEA 的异常。

不容忽视的 CA125

CA125 在卵巢的疗效、预后及复发判断中，均扮演了重要角色，在门诊随访中，需要密切关注 CA125 变化。患者及家属需要知晓基线即治疗前 CA125 数值、化疗期间及治疗结束后随访期间

CA125 变化情况。随访期间，如果 CA125 进行性上升，甚至翻倍增长，又不能用其他原因解释，就应高度警惕，考虑卵巢癌复发可能。CA125 的升高常常先于临床症状的出现或医生的检查结果。临床上，CA125 的变化可为我们提供疾病进展的早期信号，以下两种情况需警惕复发可能：化疗后 CA125 最低值 ≤ 10U/ 毫升，后续进行性升高并达到 20U/ 毫升以上；化疗后 CA125 最低值 >10U/ 毫升，后续进行性升高并达到最低值的 2 倍以上。但 CA125 并不适用于每一个卵巢癌患者：初次治疗时，CA125 没有升高，则疗效 / 复发判断中检查该指标意义不大；部分治疗前 CA125 升高的患者复发时 CA125 并未升高。所以需要医生综合评估后做出判断，患者应在医生的指导下定期监测。

复查需要哪些准备工作？

每次就诊，均应携带出院小结、病理报告及治疗相关资料等；尤其是在病情变化，需评估、制定下一步治疗方案时。因卵巢癌病史复杂，故建议患者或家属协助对既往资料进行整理归纳，罗列治疗时间、治疗方案、相应的 CA125 变化情况等，有助于提高门诊就诊效率。

多久复查 1 次？

较之其他恶性肿瘤，卵巢癌对随访频率有更高的要求。与国际标准不同，复旦中心卵巢癌团队拟定晚期卵巢癌前 5 年每 2~3 个月复查 1 次，以后每半年 1 次。晚期卵巢癌术后 2~3 年左右有较高的复发率，建议前两三年每 2 月随访 1 次。患者按时随访，这样有问题才能及时发现，抓住卵巢癌治疗的第二次及后续的机会。复发后及时得到治疗者，其疗效要优于非正规随访或等到复发后出现明显身体不适再就诊者。

家庭关怀及情感支持

在整个治疗随访期间，患者的家庭关怀也非常重要。家人应给予患者全程情感支持。得病初期，家人适当的、逐渐告知病情，减轻焦虑，鼓励积极治疗。作为家属要积极了解疾病相关知识。治疗期间，围手术期需要家人细心的照顾，鼓励多翻身、早下床活动；化疗期，要争取多了解化疗相关常识，一齐做好化疗期间不良反应的监测与及时处理，保证按期化疗，保证营养支持。随访期间，协助整理记录治疗情况。应鼓励患者保持良好的心态、规律的生活、适当的运动，才有利于肌体免疫力的恢复，以达到延缓肿瘤复发、改善生存质量、延长生存期的目的。

（江榕）

卵巢癌复发——化疗还是手术？

黄女士是一名晚期卵巢癌患者，从不可置信到无奈接受，通过手术和化疗，她的肿瘤完全缓解。然而，1年后可怕的肿瘤卷土重来，被诊断第一次复发，她充满希冀地问道：医生，我还能手术吗？

卵巢癌，被称为"沉默的杀手"，是妇科恶性肿瘤中最凶险、最难治的肿瘤。近年来，随着手术技术的逐渐提高，靶向药物的不断研发，治疗效果有了改善。即便如此，绝大部分晚期卵巢癌患者还是会面临肿瘤复发。复发了，该怎么治疗？是手术还是化疗？什么样的患者适合二次手术？这些问题，不仅困扰着广大患者和家属，更是妇科肿瘤医生们非常关注的热点问题。

卵巢癌复发，能否二次手术？

就疾病本身而言，卵巢癌复发的患者能不能接受二次手术，取决于患者对化疗是否敏感、手术切除能否彻底。实际上，通过手术彻底切除病灶，是很难做到的事情。与第一次手术类似，盆、腹腔任何角落都可能藏有肿瘤，如果手术清除不彻底，还不如不手术。

这是多数复发卵巢癌患者不能从手术获益的主要原因。

国内报道复发卵巢癌手术疗效的单位少之又少。究其原因，正如前文所述，即使在 PET-CT 引导下，二次手术要将肿瘤切除干净也并非易事。笔者所在医院手术团队集 20 多年的临床经验和临床研究结果，综合国际同行的临床资料，得出了一些数据。

少数患者适合二次手术

只有少数卵巢癌术后复发的患者适合接受二次手术，能从中获益，延长生存期。通过相关研究，我们总结出了复发卵巢癌 iMODEL 评分系统。

简单地说，复发卵巢癌患者是否适合再次手术治疗，需要考虑以下影响因素：患者身体状况、肿瘤的期别、首次手术是否彻底、初次治疗结束到复发的时间长短、复发时血清 CA125 水平、复发时是否有腹水。将患者上述因素的相应评分相加，即可得出总分。

总分 ≤ 4.7 分的患者，接受二次手术达到完全切除的机会较大，适宜手术；总分 > 4.7 分的患者，接受二次手术达到完全切除的概率较小，不宜手术。

表3　复发性卵巢癌二次手术（SCR）国际合作 iMODEL 风险评分系统

影响因素	评分					
	0	0.8	1.5	1.8	2.4	3.0
FIGO 分期	I，II	III，IV				
初次术后肿瘤残余灶大小	不可见		可见			
复发前治疗间歇期（月）	≥ 16				<16	
体力状况 ECOG 评分	0，1				2，3	
血清 CA125（单位/毫升）	≤ 105			>105		
腹水	无					有

多数患者仍应首选化疗

美国国立综合癌症网络（NCCN）发布的相关指南中，化疗依然是复发卵巢癌的标准治疗。对我国患者而言，尤其欠缺手术条件的单位，化疗仍然适合多数复发患者，也是各级医院可操作性强的治疗方案。

（史庭燕）

卵巢癌会遗传吗?
——卵巢癌遗传咨询

　　一个周三的下午，复旦大学附属中山医院妇科肿瘤科卵巢癌遗传咨询专病门诊来了一名特殊的就诊者，在她的身后是一个被卵巢恶性肿瘤缠身的卵巢癌家系。35 岁的陈女士母亲因卵巢癌去世，三名姨妈中还有两名卵巢癌患者，经过遗传咨询和基因检测，在陈女士家族中有多名 gBRCA1 基因突变携带者。忧心忡忡的陈女士问："医生，家人得了卵巢癌，我会遗传吗？"

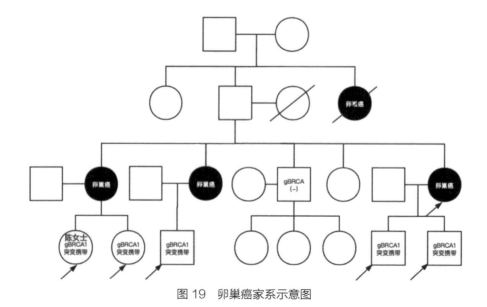

图 19　卵巢癌家系示意图

卵巢癌是死亡率最高的妇科恶性肿瘤，我国每年约有 5.2 万名女性确诊卵巢癌，约 2.2 万人死于该病。卵巢癌分为散发性、遗传性，其中遗传性卵巢癌占所有卵巢癌的 15%~20%，这个比例随着基因检测技术的进步而逐渐升高，我们较常提到的 BRCA 基因突变导致的遗传性乳腺癌卵巢癌综合征就是其中一种。

卵巢癌会遗传吗？

复旦大学附属中山医院妇科肿瘤团队领导的一项研究 2017 年首次在国际上报道了中国卵巢癌患者中胚系 *BRCA* 基因突变率为 16.7%（致病性突变），其中 *BRCA*1 突变率为 13.1%，*BRCA*2 突变率为 3.9%。

*BRCA*1 突变者在 80 岁之前患乳腺癌的累积风险高达 67%，卵巢癌风险为 45%；*BRCA*2 突变者乳腺癌累积风险为 66%，卵巢癌风险为 12%。*BRCA* 突变的卵巢癌患者往往发病年龄较无突变患者更早，平均诊断年龄 53 岁（散发性卵巢癌 58 岁），但由于其铂类敏感比例高，*PARP* 抑制剂治疗有效，而较散发性卵巢癌预后好。

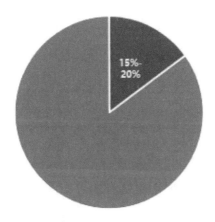

15%-20%

■遗传性卵巢癌 ■非遗传性卵巢癌

图 20

目前除了 *BRCA* 基因以外，还发现其他可能导致卵巢癌可遗传的基因突变和综合征，包括 *RAD51C*、*RAD51D*、*BRIP*1、*ATM*、*BARD*1、*CHEK*1、*CHEK*2、*FAM*175A、*MRE*11A、*NBN*、*PALB*2 以及林奇综合征等。

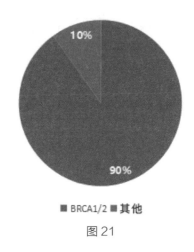

图 21

所以，卵巢癌是一种可能遗传的肿瘤。

什么是卵巢癌遗传咨询？

卵巢癌遗传咨询是通过询问家族史，勾画家系图谱，从遗传学角度分析和评估肿瘤遗传风险建立风险档案，解读检测报告，并帮助其正确理解和接受检测结果，为患者进行靶向治疗选择和评估，为高危人群进行疾病预防与干预。

为什么要进行卵巢癌遗传咨询？

以 *BRCA* 突变导致的卵巢癌为例，它是一种常染色体显性遗传，如果患者 *BRCA* 基因突变就有一半的概率将这个致病基因传给下一代。而这个获得 *BRCA* 基因遗传的子女卵巢癌和乳腺癌的发病风险是健康人群的几十倍，男性后代前列腺癌和胰腺癌的发病风险亦升高。

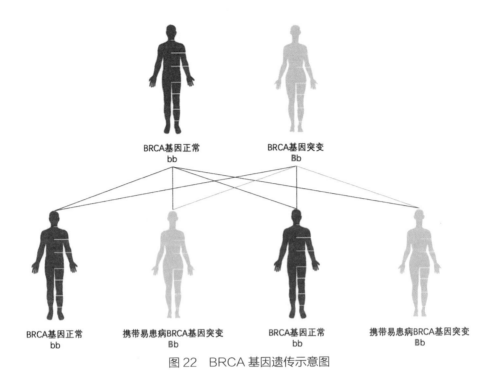

BRCA基因正常　　　　　　　　BRCA基因突变
bb　　　　　　　　　　　　　　Bb

BRCA基因正常　　携带易患病BRCA基因突变　　BRCA基因正常　　携带易患病BRCA基因突变
bb　　　　　　　　Bb　　　　　　　　　　bb　　　　　　　　Bb

图22　BRCA 基因遗传示意图

对卵巢癌患者而言，特定基因突变与靶向药物治疗的选择、治疗效果预估、治疗方案制定有重要意义。

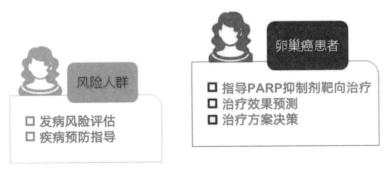

图23

什么人需要进行卵巢癌遗传咨询？

卵巢癌遗传咨询面对的对象是卵巢癌患者和相关风险人群。

风险人群：

直系亲属中有患卵巢癌或乳腺癌。

绝经前患卵巢癌或乳腺癌；或患者同时患多个相关的肿瘤，如卵巢癌、乳腺癌；或家族中有男性乳腺癌，甚至前列腺癌等。

直系亲属中有患子宫内膜癌或直、结肠癌。

直系亲属中有两个及两个以上其他肿瘤者。

有保留生育和生理功能需求的年轻恶性肿瘤患者及高危人群。

患者：

所有上皮性卵巢癌患者。

有肿瘤家族史的乳腺癌或子宫内膜癌患者。

如何进行卵巢癌遗传咨询？

复旦大学附属中山医院妇科肿瘤科自 2015 年初在国内率先开设卵巢癌遗传咨询门诊，后扩展至所有妇科肿瘤遗传咨询及卵巢肿瘤健康，为患者和家属提供遗传咨询、靶向治疗选择、生殖健康管理和咨询，卵巢良性疾病的健康管理建议，以及随访和家庭关怀等。

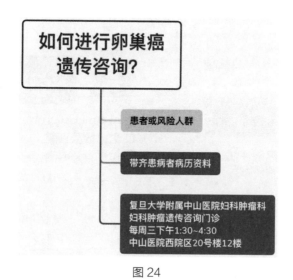

图 24

（赵灵）

CA125 的"一叶知秋"与"一叶障目"

每年年底体检热潮刚过，门诊就会涌入一批患者：

"医生、医生，快帮我看一下我的 CA125 怎么这么高，是不是得了肿瘤？"

"医生，我体检发现了个卵巢肿块，CA125 还很高，快帮我看一下，是不是卵巢癌？"

CA125 是我们在门诊上被问得最多的一个问题。除了一些初诊的患者，肿瘤术后的患者对于 CA125 同样也有很多疑问：

"化疗多次后 CA125 正常了，是不是不用化疗了？"

"CA125 一直在 35 以下，怎么会复发了呢？"

如果你也有这些顾虑，不要着急，本文一定会解答你这些疑惑！

一叶知秋：血清 CA125 之于肿瘤

CA125 是什么？

CA125 是目前应用最广泛的血清肿瘤标志物之一。CA125 对于上皮性卵巢癌有很好的检测效果。由于正常的卵巢上皮细胞没有产生 CA125 的能力，因此 CA125 急剧升高，就表明原本正常的卵巢表面上皮突然能够产生 CA125 了，提示卵巢表面上皮可能发生了恶变。

一般来说，超过 80% 的卵巢癌患者会出现 CA125 升高，而且 CA125 水平也能够很好反应肿瘤负荷以及治疗效果。因此，CA125 不仅是卵巢癌诊断的重要指标，也是卵巢癌化疗和随访的主要监测指标。

然而，单凭 CA125 来判断卵巢癌是远远不够的，其中原因之一就是其特异性与敏感度还远不够高。CA125 是检测卵巢癌目前最好用的一把标尺，但也是一把有延迟、常常故障的标尺。例如，有些卵巢癌患者的 CA125 在术后还没有完成全部疗程（一般为 6 次）的化疗后就能下降到正常水平，但是这并不一定代表肿瘤细胞已经完全被杀死了。我们强调一定要足疗程、足剂量的化疗，才能达到最佳的治疗效果。

一叶障目：CA125 升高不止于肿瘤

CA125 这把标尺不准的另一个原因就是：CA125 并不只出现在卵巢癌细胞，它也出现在人体部分正常组织中。基本上胚胎期体腔上皮发育而来的组织，如腹膜上皮等都会表达少量 CA125，但是在正常卵巢上皮中不表达。同时，CA125 也发挥一些正常的生理功能，例如：作为细胞润滑剂，参与细胞黏液的组分；或者作为机械盾牌，抵御异物和感染。因此临床上，将一般健康人正常 CA125 定义为 ≤ 35U/ 毫升，也就是说人体有少量 CA125 是完全正常的。

而且就算 CA125 升高，也不一定就是得了卵巢癌。6% 左右的妇科良性疾病（子宫内膜异位症、盆腔炎）也会出现 CA125 显著升高。经期、怀孕等特殊生理时期同样会出现 CA125 升高，通常妊娠妇女 CA125 最高值出现在孕 10~11 周，最高一般不超过 100 U/ 毫升。

此外，肝硬化、慢性活动性肝炎、急性心衰、结核病等内科疾病，良性或恶性腹水、胸腔积液患者，以及部分胰腺癌、肺癌、肝癌等其他系统癌症患者也会出现 CA125 升高。即使是健康人群，也有约有 1% 的妇女 CA125 水平高于正常值。因此，应当结合自身症状体征和辅助的影像学检查等才能做出诊断。

部分卵巢癌患者在手术后会出现短暂的 CA125 升高，这是因为手术会刺激腹膜上皮等组织，引起这些人体正常组织 CA125 释放增多。因此，患者术后若是仅出现 CA125 轻度升高，而无其他异常，大可不必焦虑，一段时间后复查即可。

一叶不知秋：卵巢癌不止 CA125 升高

在复发时，CA125 依然是非常重要的标准，但是也并不是唯一的标准。有部分患者在术后化疗后 CA125 最低值为 40U/ 毫升，那么她随访期间若是 CA125 值一直在 40~50U/ 毫升之间波动，影像学也无异常，我们可以认为她处于疾病未复发状态。若是某患者治疗后的 CA125 最低值达到 5U/ 毫升，她后来 CA125 升到了 30U/ 毫升，虽然数值小于 35U/ 毫升，但根据文献报道，提示肿瘤早期复发的可能。国际妇科肿瘤协会（GCIG）提出，当卵巢癌患者 CA125 指标短时间内进行性升高至翻倍时应当警惕该患者卵巢癌生化复发，建议尽早干预。因此，CA125 值对于卵巢癌患者真的是因人而异，还应该结合影像学等其他检查。

同时我们也提醒，晚期卵巢癌复发率较高，在复发早期进行有效的治疗干预有助于患者的生存获益。因此提倡卵巢癌患者需终身随访，并且选择妇科肿瘤专科医生随访，若随访中发现变化可以及时评估患者疾病是否缓解、进展或复发，有助于后续治疗方案的拟定。随访内容包括：

①初治时 CA125 升高或其他相关肿瘤指标升高者，每次随访

复查。

②需要血常规、生化检查。

③查体包括妇科检查。

④需要胸/腹/盆影像学检查（B超、CT、MRI或PET-CT）。

⑤肿瘤家族史评估（若先前未进行该项评估）。

尽管CA125是诊断卵巢癌的重要参考指标，但一定不能看到CA125升高，就过度恐慌，认为自己患癌了！最重要的是，找妇科肿瘤专科医生进行诊疗，综合判断，妥善治疗。

（姜怡婷　冯吟洲）

不痛不痒，如何发现卵巢癌？

李阿姨今年 58 岁，退休之后一直在帮儿子带孩子，已经 3 年没有体检了。这天突然听说邻居张阿姨诊断了卵巢癌，要去医院开刀。这可把李阿姨吓坏了，自己每天和张阿姨一起买菜聊天，也没发现她哪里不好，怎么一下就查出这么个大问题！

一连几天李阿姨睡不好觉，担心自己也有这个毛病。于是这天趁着小孙子去上课，来到医院咨询："医生，这什么感觉都没有，咋能发现卵巢癌呢？"

卵巢癌是一类很难被早期发现的癌症，对女性健康危害非常大。一些人认为，盆腔内长了肿瘤一定会有什么不舒服的感觉。不少卵巢癌患者或家属也有这样的疑问：不痛不痒，怎么一检查就发现是晚期卵巢癌？

真实面目：不痛不痒

事实上，无论从主客观上讲，卵巢癌的诊断都比较困难。主要有以下 3 个原因：

1. 卵巢对疼痛反应迟钝

卵巢受内脏神经支配。与体表神经相比，内脏神经通常对疼痛反应迟钝。在卵巢肿瘤早期大多数没有疼痛或不适感，常规的检查也经常不能发现卵巢肿瘤。因此，不痛不痒是卵巢癌的真实面目。

2. 肿块较小时对周围脏器没有影响

由于盆腔内空间较大，较小的卵巢肿块如果对周围脏器没有影响，不会出现任何不适感。相反有些妇科疾病，则较易产生疼痛。如子宫内膜异位症，即子宫内膜长到子宫腔以外的地方，比如子宫和直肠之间，或长到卵巢上，随着生理周期的变化，结节或肿块内反复出血，即会产生疼痛的感觉。又如盆腔的急性炎症，由于大量炎症细胞刺激腹膜，通常也会产生剧烈疼痛，而且常常伴有发热和白细胞计数升高。

3. 临床表现不一

卵巢癌有高危和低危两种。高危卵巢癌短期内迅速发展，以腹水为主，容易误诊。低危卵巢癌可以经过较长的发展，以肿块为主，相对容易诊断。

高危人群，每年筛查

临床上卵巢癌被误诊的情况非常多见。有不少卵巢癌患者表现为胃部不适，去看消化科医生，以致延误诊治。美国某大学健康检测中心调查发现，在给患者做消化道检查的同时加做盆腔影像学检查或血 CA125 检查，卵巢癌完全可以早 4 个月发现。但遗憾的是，仅仅不到 30% 的卵巢癌患者能够得到早期诊断。

目前认为，防癌筛查是及时诊断卵巢癌的有效手段。那么，什么样的检查能够发现卵巢癌呢？目前认为，卵巢癌的诊断需要做以下 3 种检查（防癌筛查）：

（1）血 CA125 指标。

（2）医生体格检查，特别是妇科检查。

（3）B超、CT或MRI检查。

卵巢癌90%~95%是散发，仅5%~10%遗传。有高危因素的人群最好每年去医院接受一次防癌筛查，以尽早发现卵巢癌，降低伤害。卵巢癌的高危人群主要为：

（1）有乳腺癌、肠癌、子宫内膜或卵巢癌家族史的妇女。

（2）本人得过乳腺癌、肠癌、子宫内膜癌。

（3）患不孕症或未育的妇女。

（4）使用过促排卵药物的妇女。

（5）50岁以上的妇女。

（6）月经初潮12岁以前，或绝经晚于55岁的妇女。

血CA125升高就是卵巢癌吗？

在临床上，血CA125是专门用于卵巢癌的诊断和治疗后随访监测的一个重要指标，因此，上海市很多单位在为女职工做健康体检时都会检查血CA125。

需要说明的是，血CA125并不能单独用以诊断卵巢癌，患一些良性肿瘤、子宫内膜异位、结核或盆腔炎等疾病时，血CA125也会升高。因此，体格检查发现血CA125超出正常水平时，应听取医生意见，需要时做进一步检查。

那么，血CA125不升高是否就意味着没有得卵巢癌呢？不一定。部分卵巢癌患者，肿瘤已非常严重，但血CA125仍在正常值范围。所以，血CA125检测虽然在卵巢癌的诊断中非常重要，但仅仅起帮助筛查卵巢癌的作用。

（臧荣余）

妇科肿瘤化疗小常识

陈女士今年60岁，平时身体一直很好，女儿带她体检发现CA125肿瘤指标升高，进一步检查后确诊为卵巢癌，手术非常顺利。陈女士来复诊时医生告知要化疗。陈女士一时难以接受，听别人说化疗药反应非常大，觉得自己身体扛不住。医生详细地给她讲解了化疗的必要性和一些注意事项，陈女士觉得没有那么害怕了，决定鼓起勇气积极治疗！

化疗并没有想象的那么可怕，那么在化疗期间，有哪些需要注意的呢？不要担心，下面将逐一解答。

化疗期间吃什么？

化疗患者必须掌握饮食的调节，以清淡易消化的饮食为主，适当补充高蛋白饮食，多食水果蔬菜，大量饮水，保持每天2000毫升~3000毫升尿量。保持排便通畅，如便秘、大便干结，建议口服缓泻剂如杜密克、三黄片，必要时口服麻油、橄榄油等，每天2~3次，每次20毫升~30毫升。同时注意保持口腔卫生，预防口腔黏膜炎的发生。

化疗期间保护静脉很重要!

静脉用药的患者必须注意保护静脉,如化疗药外渗,必须立即告诉护士,争取及时处理,做局部封闭、硫酸镁湿敷,避免造成局部坏死。可采用经外周中心静脉插管(PICC)或静脉输液港(PORT),保护外周静脉,并定期就诊维护。

化疗导致脱发,怎么办?

紫杉醇化疗后脱发较为常见,但脱发是一种暂时的现象,一般停药6个月内头发会全部长齐。防治方法:①治疗前剪短头发,短发易于梳理,对头皮的压力较小,梳理时勿用力。②选用温和的护发用品,以免头发、头皮变得干。③避免使用吹风机或发卷,不要编辫子。④可选用发网、软帽、丝巾包裹头部以免头发脱落在床上。⑤化疗开始前,选购适合自己的假发,注意保暖和通气相结合,并确保清洁。

如何防治化疗所致的胃肠道反应?

①当感到恶心时,应避免进食。②避免食用煎炸、油腻或气味浓烈的食物。③若某些热气腾腾的食物的气味令你感到恶心时,可吃些冷的或温热的食物。④少食多餐,吞咽前把食物彻底咀嚼。⑤治疗前几小时可进少量食物,但切勿在治疗前进食过多。⑥如化疗后呕吐严重影响进食,应及时来院就诊补液补充电解质。

化疗所致口腔炎的防治?

①口腔护理:进食后漱口,涂溃疡合剂、锡类散等。②合理调整进食:相当于室温的高营养流质或饮食,多进食水果、蔬菜等富含维生素及微量元素的食物,避免辛辣刺激性食物,忌烟酒。③表

面麻醉剂止痛。④保持口腔和食物湿润，每天至少喝1500毫升水。

如何防治化疗所致的骨髓抑制？

骨髓抑制是化疗主要的副作用之一，不仅延缓化疗的进展而影响治疗效果，而且可能导致并发症而危及患者生命，建议化疗期间每周查2次血常规，如发现异常及时处理。当白细胞、中性粒降低时，感染风险增加，可应用升白细胞药物治疗，如合并发热要高度警惕感染风险，化疗48小时后可注射长效升白针预防相关风险。血小板减少时导致出血风险增加，要及时应用升血小板药物对症处理，当发现瘀点、瘀斑或其他出血等情况需立即就诊。

化疗后神经毒性的防治？

外周神经毒性常表现为手足麻木，多见于紫杉醇类、长春碱类药物，应避免冷热刺激，注意手足保暖，防止烫伤及跌倒；还需注意，神经毒性也可表现为肠麻痹。

化疗过敏反应的防治？

紫杉醇易发生急性过敏反应，表现为面色潮红，胸闷、气急，血压下降，气管痉挛等，严重者可危及生命。因此在用药前需给予皮质类固醇和抗组织胺药进行预处理，以预防或减轻过敏反应的发生。在静脉滴注的第一个小时内每隔15分钟观察血压、脉搏、呼吸等生命体征，一旦发生过敏反应马上停止滴注，及时通知医生抢救处理。

（江榕　汤洁）

宫颈与阴道早期疾病

HPV 阳性，一年后复查就癌前病变了

亚一（化名）今年 27 岁，新婚 2 年的她尚未生育。1 年前，亚一在外院查出 HPV16 阳性，TCT 结果：未见上皮内病变。亚一觉得自己无任何症状，TCT 显示也没有病变，且只有 2 年性生活史，也就没去看医生，想着过半年到 1 年再复查看看。

2022 年 1 月，亚一再次到外院查阴道镜，活检病理提示宫颈慢性炎，伴腺上皮非典型增生。这个"非典型增生"可吓到了亚一，她赶紧把病理切片拿到笔者所在医院会诊。

会诊的结果比亚一想得更糟糕：宫颈原位腺癌。根据会诊意见，我们建议亚一做阴道镜评估 +LEEP 术。

亚一明明只是 HPV 感染，怎么仅仅 1 年就变成癌前病变了呢？

HPV 感染到宫颈癌有多远？

HPV 感染→宫颈上皮内病变→宫颈癌这是绝大多数宫颈癌发生的必经过程。宫颈上皮内病变分为低级别鳞状上皮内病变、高级别鳞状上皮内病变（包括 CIN2 和 CIN3）、原位腺癌。其中高级别鳞状上皮内病变和原位腺癌属于宫颈癌前病变。

但并不是所有的 HPV 感染都会导致宫颈癌，高危型 HPV+ 持续感染才是绝大多数宫颈癌的高危因素。从 HPV 感染到发展成宫颈癌，往往需要 5~10 年之久，但 20% 的宫颈癌进展很快也是事实！因此定期的筛查可以帮助患者及时治疗，把癌症扼杀在萌芽之中。

高危型 HPV：

HPV 16、18、31、33、35、39、45、51、52、56、58、59、66、68。

宫颈癌筛查建议：

<25 岁，有性生活女性，每年行宫颈细胞学检查（TCT/LCT）。

25~29 岁，有性生活女性，定期接受宫颈细胞学和 HPV 联合筛查或者宫颈细胞学检查。

≥ 30 岁，有性生活女性，定期接受宫颈细胞学和 HPV 联合筛查。

医生也会根据 HPV 和细胞学结果，来判定是否需要进一步阴道镜活检。

导致宫颈癌的最强王者是谁？

在所有的高危型 HPV 病毒中，HPV 16、18 属于"毒性最强的王者"，与接近 70% 的宫颈癌发生有关。当 HPV 16/18 阳性时，即使细胞学筛查无异常，也需尽快阴道镜检查。

此外即使 HPV 阴性，细胞学筛查提示非典型腺细胞，需要尽快阴道镜检查，因为一部分宫颈腺癌与 HPV 感染不相关。

宫颈癌前病变，有多可怕？

根据笔者所在医院的宫颈癌前病变 LEEP 术后病理分析发现：癌前病变 LEEP 术后发现宫颈癌的总比例为 6.76%，其中宫颈原位腺癌 LEEP 术后发现浸润性宫颈腺癌的比例高达 24%。

不管预防癌前病变进展为宫颈癌还是发现隐匿性宫颈癌，都说明了癌前病变需要及时治疗的重要性。否则病情进展延误治疗需要更大的手术范围，对人体的创伤更大，病情加重需切除子宫会丧失生育功能。

宫颈癌前病变，如何治疗？

根据国际诊疗指南，活检病理证实高级别鳞状上皮内病变（CIN2 或 CIN3）首选宫颈锥切术（包括 LEEP 和冷刀锥切），一小部分患者可接受激光消融治疗，这需要专业的医生在阴道镜下评估病灶的情况。而原位腺癌（AIS）推荐行宫颈锥切术。

重点强调！所有 CIN3 非妊娠女性治疗，不建议观察。研究发现 CIN2 保守治疗人群，50% 消退，32% 持续存在，18% 进展为 CIN3+。因此，建议 CIN2 非妊娠女性接受治疗。

（沈方　丛青）

这些问题或和伴侣有关

小玲总觉得外阴阴道瘙痒，白带增多有异味，即使用了药，小心清洁护理也未有明显改善，这已经是她第三次因为这一问题来妇科门诊就诊了。

事实上，妇科病在生活中并不少见。有些女性就和小玲一样，一提到妇科病就焦虑，原因是反反复复发作，总是无法治愈。其实，有些妇科病可能需要和伴侣一起检查、治疗。

滴虫性阴道炎

这是妇科较为常见的阴道炎之一，发病率在10%~25%，是由阴道毛滴虫感染引起的性传播疾病。患者阴道分泌物增多，呈稀薄、泡沫状。因滴虫可酵解碳水化合物，产生腐臭气味，故常伴有异味。一般通过临床表现和分泌物检查可诊断。

该病可通过性接触传播，虽然性伴侣大多无症状，但应该双方共同治疗，且治疗期间禁止性生活，以免交叉感染。患者内裤、浴巾等需要高温消毒或用消毒剂浸泡，以避免重复感染。

衣原体感染

这是最常见的性传播疾病，性伴侣需要同时进行治疗。沙眼衣原体感染女性泌尿生殖道后，主要引起宫颈炎和尿道炎，但临床症状轻微或无症状，很容易被忽视。

该病还可能引起一些严重后遗症，包括盆腔炎、异位妊娠和不孕等，故需要及时进行治疗，减少后遗症的发生。

淋病

由淋病奈瑟菌引起的泌尿生殖系统化脓性感染，也是常见的性传播疾病之一。男性大多有早期症状，而女性则症状不明显，发现时常有合并症存在。淋菌感染易上行，引起子宫内膜炎、输卵管炎、盆腔腹膜炎及播散性淋病，如延误治疗，也易引起输卵管阻塞，导致宫外孕或不孕。

距患者发现或确诊该病 2 个月内，发生过性行为或固定的性伴侣，都应同时进行治疗，其间禁止性生活。

梅毒

由梅毒螺旋体引起、侵犯多系统的慢性性传播疾病。不管是早期或晚期，患者的性伴侣均需要进行常规梅毒检测和治疗。梅毒的潜伏期一般为 9~90 天，也有少数可能超过 90 天。

不孕

育龄期夫妇在无防护、有规律性生活 1 年后仍未怀孕，称为不孕。怀孕是夫妻双方的事情，不孕需要夫妻双方共同检查。男方精液检查是最基本的筛查，简便易行，应首先考虑。

必须要强调的是，有些不孕患者认为丈夫性生活正常，不会有问题。而实际上，性功能与精子是否正常并无明显关系，无精症的患者也可以性功能完全正常。

总之，除不孕以外，需要伴侣一起检查治疗的妇科病，一般主要通过性生活传播，除滴虫性阴道炎、衣原体感染、淋病、梅毒之外，还包括尖锐湿疣、生殖器疱疹、HIV 感染等。

（陈丽梅）

教您看懂宫颈检查报告

35 岁小玉按照惯例参加了一年一度的员工体检。这次的体检报告上，赫然写着妇科检查 HPV45（高危）阳性，她有点慌。她平时自己也就最多有点妇科炎症，这个 HPV 感染还是头一回。她还听说 HPV 病毒感染可能会引起宫颈癌，直觉身体一阵发冷，心里发慌。

很多像小玉这样的女性朋友，已经渐渐养成了每年妇科检查的习惯。然而，拿到手里的报告，万一冒出一些阳性指标或者陌生的专业术语，很可能还是摸不着头脑，难免会有一些未知带来的恐惧。为此，就让专家医生教你如何看懂宫颈检查报告，让女性朋友们面对报告，心中有数，遇事不慌。

宫颈"炎症"要看医生

有些女性平时会有白带量多、色黄等异常表现，以为是炎症，就自己使用消炎的药物。分泌物异常是宫颈疾病常见的症状，有些可能是宫颈炎症引起，而有些可能是宫颈癌。如果自己盲目使用消炎药物，症状或许也能缓解，但也可能因此而掩盖了疾病的真相，失去早期发现宫颈癌的机会，从而耽误早期治疗。

即使体检报告显示有宫颈炎症，也不能就当炎症自行处理，而应及时到妇科进行进一步的检查。因为有些宫颈炎可能是宫颈癌的表象，体检时没有发现或者体检医生不能识别，而进一步进行系统的妇科检查，结果可能发现是宫颈癌。所以要去看专科医生。如果检查发现是感染了性病或者衣原体、淋球菌等，或者性生活不洁引起的感染，就可以采取针对性的药物治疗。遇到类似情况应该要做进一步检查，明确诊断后才能用药。

宫颈癌前病变没有任何症状，除非合并宫颈炎症、性病时，会出现分泌物异常、性交后出血症状。所以即使没有症状也要进行早期筛查，一旦出现症状再看医生，可能为时已晚。

专家解读宫颈检查报告

筛查是宫颈癌防控三级预防体系中最重要的环节，目前主要有三种筛查模式。

细胞学检查

通过采集宫颈口的脱落细胞，观察其结构和形态的变化，进行临床诊断。这是宫颈癌筛查中应用时间最长的一种方式。这种筛查方法的特异性很强，使宫颈癌发病率下降了70%~80%。但是，其不足之处主要是敏感度不高，容易漏诊，30%~40%的宫颈癌会漏诊。

检查报告解读：除报告单上明确写明"正常细胞"或"炎症"，其他诸如"非典型鳞状上皮细胞，不能确定临床意义""低级别鳞状上皮内病变"等，都属于异常表现，需要及时就医。

如果是低级别鳞状上皮内病变，需要进一步做阴道镜检查，以明确诊断；如果是"非典型鳞状上皮细胞，不能确定临床意义"，就需要咨询专科医生。

HPV 核酸检测

故事中小玉做的就是 HPV 核酸检测。该项检测是取宫颈脱落细胞，对病毒进行核酸检测。人乳头瘤病毒（HPV）感染是目前已经证实与宫颈癌发病密切相关的因素，所以体检筛查 HPV，有助于早期发现，早期干预宫颈病变。

HPV 核酸检测是一种相对较新的检测方法，其优点是敏感度高，不容易漏诊。但是 HPV 核酸检测的特异性较低，如果 HPV 核酸检测结果为阴性，那么约 90% 的受检者是正常的；而 HPV 检测结果为阳性，并不等同于有宫颈病变，其中只有 10% 左右的阳性人群有可能发展为宫颈病变。

检查报告解读：HPV 有 100 多种亚型，其中与宫颈癌密切相关的 14 种亚型被称为高危型 HPV。目前的 HPV 核酸检测报告分为两种，一种是不分型的 HPV 检测，一种是针对高危型 HPV 的分型检测。

（1）不分型 HPV 核酸检测。

如果 HPV 阳性，需要及时就医，到妇科做进一步检查。我国育龄期妇女中有 11%~12% 的人为 HPV 阳性。

（2）高危型 HPV 核酸检测。

有些检测明确高危型 HPV 阳性，比如 HPV16 型、HPV18 型阳性，则要进一步做阴道镜检查。因为这类 HPV 阳性者比普通 HPV 阳性者罹患宫颈癌的风险更高，这两型 HPV 阳性者占宫颈癌患者的 70% 左右。

（3）细胞学和 HPV 核酸联合检测。

当患者同时进行了细胞学和 HPV 核酸检测，就要综合两种检查的结果来分析。

双阴性：如果上述两种检测结果都为阴性，则视为正常。

双阳性：如果细胞学检查发现有异常细胞，且 HPV 核酸检测阳性，则需要进一步做阴道镜检查明确诊断。

单阳性：如果只有其中一项阳性，则参考上述单项检查结果阳性的随访或就诊建议。

总之，检查发现有异常，一般都需要咨询专科医生，在专科医生的指导下进行后期的随访复查或者进一步检查。随访需要再次筛查细胞学、HPV 核酸检测，必要时还需再次做阴道镜检查。对于细胞学检查异常、HPV 核酸检测阳性者，不能置之不理，但也不必过度担忧。

HPV 阳性能转阴吗？

就像故事中的小玉那样，对于体检发现 HPV 阳性的女性来说能否转阴是她们关注的重点，担心有朝一日会癌变，和希望能够将病毒清除干净。那么，有什么办法能够清除病毒呢？

如果细胞学检查结果正常，阴道镜检查也没有发现异常，HPV 阳性的女性每年随访复查即可。对于年轻的、免疫力较强的女性，即使不服药，肌体自身也有可能将病毒清除干净，原先筛查阳性的女性后期随访就可能变回阴性。而年龄较大的、免疫力下降的女性，合并甲状腺疾病糖尿病等慢性基础疾病的女性，依靠自身免疫力清除病毒可能有一定的难度，就可以在医生指导下辅助使用阴道黏膜免疫调节剂，有助于促进病毒的清除。

（隋龙）

揭秘 LEEP 术

25 岁的徐女士与男友同居 2 年，原本想抓住青春的尾巴打个 9 价 HPV 疫苗，所以来到医院咨询，然而检查结果却如晴天霹雳，不仅查出 HPV 阳性，还被发现宫颈已出现癌前病变。

专家建议她先接受 LEEP 治疗，然后再观察。徐女士上网一查，LEEP 的意思是宫颈电热圈环形切除术，不禁感到非常害怕……

是不是要切除一部分宫颈？切掉后还能正常生育吗？这个手术痛苦吗？另外，网上还有很多关于 LEEP 的广告，声称"不开刀、不手术、安全无痛、不伤宫颈、不影响生育、随治随走"。广告内容是真的吗，靠谱吗？

宫颈癌是目前唯一病因明确的妇科恶性肿瘤，与高危型人乳头瘤病毒（HPV）的持续感染相关。

它的发生和发展有一个渐进的演变过程，称为癌前病变，时间可从数年到数十年不等。患者常常无明显症状，或仅有一般宫颈炎的症状，徐女士就属于此种情况。部分患者的病变可逆转回退，也有部分患者可持续发展，甚至癌变。其可逆性和发展性与病变的范围、程度有关，所以，早发现早治疗尤为重要。

主要治疗宫颈癌前病变，安全无痛

经过"细胞学－阴道镜－组织病理学"三阶梯检查，可以确定宫颈癌前病变。其中，需要进行 LEEP 手术的人包括：

（1）怀疑高度病变及以上，包括原位癌或早期浸润性癌。

（2）持续低级别病变。

（3）无条件随访者。

（4）一些良性病变者，如有严重症状的宫颈外翻等。

LEEP 术即宫颈电热圈环切术，采用高频无线电刀切除宫颈病变及高危区（宫颈鳞柱上皮交界处），可有效治疗并预防宫颈癌，是目前较为先进的治疗手段，其优势有：

（1）止血效果好。

（2）不影响组织病理学检查的完整性。

（3）手术操作简单、时间短（3~5 分钟）。

（4）安全，无痛，恢复快，不需要住院，并发症少。

手术切除的深度会影响治愈率，而且手术既要达到诊断和治疗作用，又要避免切除过多组织，所以医生会根据病情来确定 LEEP 手术的范围。通常情况下，病变大于等于 2.5 厘米应该锥切，锥切的范围应该超过正常组织 1 毫米。

可保留生育功能，但可能影响妊娠

LEEP 术可保留患者生育功能，也不会留下难看的瘢痕，因此，徐女士不用过于担心。

但是，LEEP 手术对于妊娠的影响，目前国内观点尚不统一，部分研究显示 LEEP 可能会增加不孕、流产、早产、顺产宫颈撕裂等风险，因个人体质及手术范围大小而不一。

手术及术后注意事项如下

术后随着病变部位的切除，大部分患者的 HPV 可转阴，也有部分患者可能仍存在 HPV 感染，需要定期随访。

术后创面需要约 2 个月的时间愈合，在此期间，尽可能避免同房，术后可能出现阴道排液，需要注意保持外阴清洁，勤洗外阴，但不要自行使用阴道栓或进行阴道冲洗。

在治疗后的 1~2 个月，要到医院复查，了解宫颈创面的愈合情况。创面愈合后，患者仍需定期到医院复查，了解 HPV 感染情况、有无病变残留等，必要时可辅以其他治疗。

很多情况无需进行 LEEP 手术

尽管 LEEP 手术具有简单、安全、并发症少等优点，但仍属于手术，可能存在一定的手术风险，如出血、感染、对以后妊娠的不确定影响等。

因此，并非任何所谓的"宫颈炎、宫颈糜烂、宫颈充血"等都适合进行 LEEP 手术，其中很多患者实际上为宫颈柱状上皮异位，属于正常情况，无需进行 LEEP 手术。

此外，LEEP 手术切除的深度和范围影响治愈率，对其的准确把握也很关键。因此，患者应该在正规医疗机构就诊，由专业医生进行判断诊治，不能迷信各种广告宣传。

LEEP 手术是一种可保留生育功能的治疗宫颈病变的手术，简单、安全、并发症少。只要术后积极配合医生随访及治疗，可预防和杜绝宫颈癌的发生。徐女士在癌前病变期已早发现，只要积极治疗，即可获得痊愈。

（隋龙）

一站式了解宫腔镜

27岁的池俪（化名）体检做B超时被怀疑子宫里有个息肉，建议复查。3个月后，池俪在复查时被告知："宫腔内占位，子宫内膜息肉可能。"医生建议她做宫腔镜检查，明确一下究竟是不是息肉。池俪网上一查，禁不住浑身打哆嗦：被有些人形容为做一次宫腔镜就和做一次人流一样，宫腔镜检查该是一种什么样的体验？

提起宫腔镜，相信很多人都会瑟瑟发抖。那么，做宫腔镜真的很疼吗？可不可以打麻药？

什么情况需要做宫腔镜？

宫腔镜是一种利用先进的光纤所制的光学仪器。有些宫腔镜的外径最小可达5毫米，检查时可途经阴道、宫颈进入宫腔，可以发现宫颈管及宫腔内的各种异常，包括宫颈宫腔是否有赘生物，宫腔大小、结构是否异常，双侧输卵管开口是否正常，内膜是否正常等。

宫腔镜不仅仅可以做诊断性检查，还可以进行治疗性手术。那么，什么情况需要做宫腔镜？当出现以下情况时，医生会建议患者进行宫腔镜检查或手术：子宫异常出血；反复流产、不孕；B超检查发现子宫内有异常、宫腔内异物；子宫畸形、子宫肌瘤；避孕器移位等。

宫腔镜到底是检查还是手术？

有很多女性在预约了宫腔镜之后还会纳闷：医生是让我来做宫腔镜检查，怎么成了宫腔镜手术？到底是检查还是手术？其实，称之为"手术"，除了表示进入体内外，还有另一层意义：如果宫腔镜检查发现有问题，医生会同步治疗，即诊断性宫腔镜检查和治疗性宫腔镜手术是一步完成的。在一些医院，门诊仅可进行宫腔镜检查，如发现问题，再办理入院做治疗性宫腔镜手术。

做宫腔镜到底有多疼？

一般来说，宫腔镜经过宫颈口时需要扩宫，检查发现可疑病变时也需要取活检，需要治疗时还会进行一些微创手术，这些操作都会让患者感到疼痛。然而每个人的耐受程度和个人经历不同，每个人感受到的疼痛也是不一样的。疼痛的程度也会根据医生的操作技巧和宫腔镜直径大小而不同。

总体来说，有过顺产经历的患者，疼痛一般来说是可以忍受的；没有过生育经历，疼痛感会比较明显。而绝经后的患者，因为子宫逐渐萎缩，疼痛感会略强。

需要注意的是，你可以选择适合自己的方式：如果怕疼，可以选择全麻；如果不想全麻也可以选择局麻；如果对疼痛的耐受能力很强，你也可以选择不打麻醉。无论你的耐受程度如何，不良情绪是会影响感受的，放轻松、配合医生，就能尽快解决问题。

做宫腔镜要休息多久？

做宫腔镜要休息多久，应根据具体情况来定。有些身体素质好的女患者做完宫腔镜检查，休息 1 个小时就能活蹦乱跳了；有些患者的确需要缓一段时间。不过，无论你体质如何。做完宫腔镜要记住以下两点：两周内不能同房，不可以盆浴。

（陈丽梅）

别给子宫添"堵"

怀孕这事儿啊，有时候真是让人搞不明白：有人意外来得太快，有人又求而不得。

在门诊：有人未婚，意外妊娠悄悄选择了人工流产，流产后3个月都还没来月经，恐慌……

有人结婚数年，全家人急盼添人进口。可是连续经历了2次胎停清宫，月经量越来越少，焦虑……

有人多次试孕失败，准备做试管婴儿，但是内膜总是很薄，尝试移植了1次，失败，伤心……

有人宫腔内膜受损，做了好几次宫腔镜分离粘连，效果总是不理想，因为手术后总是又粘起来，绝望……

每多一次宫腔操作，都多给子宫添一次"堵"

所谓宫腔粘连，就是在宫腔操作后（比如吸宫、刮宫术后、严重的宫腔感染、人流），子宫腔或宫颈管内膜受损，无法形成功能层，子宫前、后壁相互粘连，甚至宫腔闭塞。把宫腔部分或者全部"堵"了起来。

临床表现主要是月经量减少，甚至闭经，经血排出受阻而周期性腹痛。部分女性尽管无明显临床症状，但会影响受精卵着床，或孕后胎停，胎盘粘连／植入等远期并发症。

近年来随着宫腔内操作增加和诊断技术提高，妇科疾病的诊断率不断提高，但是宫腔粘连发病率也在不断提高。

所以，非必要治疗、诊断的宫腔操作，能少还是少吧，比如人流、清宫。

这些"粘连"都需处理的

宫腔粘连不会导致恶性病变，只会影响月经和妊娠。因此对于没有生育需求也没有临床症状的女性是无需处理的！

这些人需要接受正规治疗：

（1）没有症状但有生育需求：需要通过正规治疗来恢复和提高生育力。

（2）反复流产、试管失败、内膜薄等：需要明确宫腔是否存在异常。

（3）宫腔操作后出现周期性腹痛：需要通过恰当的治疗来去除或者减轻痛苦。

诊断、治疗 1 次就能完成？

一般通过病史、影像学检查等可以初步诊断宫腔粘连，确诊还需宫腔镜。

有人会问，咦？医生，你不是说，宫腔操作会增加粘连风险吗？

其实，宫腔镜不仅可以检查，还可以治疗粘连。术后还有防粘等综合治疗，所以不必担心。

宫腔镜不仅可以诊断、评估、分级、判断治疗后的预后等；还可以手术分离粘连，逐步恢复宫腔的正常形态。笔者所在医院还可以同时进行诊断和治疗，达到"即诊即治"的目的。

怎么预防再次粘连？

宫腔镜手术不是万能的，术后还需要辅以防粘和促内膜再生的综合治疗。就好像让土壤恢复产能，需要多方协作才行。

大部分轻中度的宫腔粘连，一次手术就可以收效显著，术后内膜基本能够完全再生，不再复粘，完成生育大计。相当一部分中重度粘连，复发率高、内膜恢复不理想、受孕不满意、孕后仍然反复流产……对于重度宫腔粘连患者，可以在复旦大学附属妇产科医院开设的宫腔粘连 MDT 门诊，接受宫腔镜、影像学、中医、内分泌、习惯性流产、辅助生殖、抗感染、产科等专家的共同指导下制定综合长期、个体化的诊治方案。

（高蜀君　陈丽梅）

子宫太小，容易流产？
只因这堵看不见的"墙"

白领佳佳结婚 2 年了，事业也刚稳定，正准备给家里增添一个小宝宝，可是孕前检查妇科超声提示子宫内膜呈 Y 形、子宫纵隔。医生说子宫腔太小了，会导致胎儿生长发育受限制，即使怀孕了也容易流产。

子宫小了？还 Y 形状？子宫不都是圆圆的吗？自己一直也没感觉，月经正常、不痛不痒，佳佳不能理解。

一室户变成两室户？

正常的子宫腔是一个类似倒三角或者倒梨形，宫腔也是空空的，是个宽敞的一室户。虽然宫腔有大小之分，但是正常情况下，并不影响生育。

那佳佳的子宫小是怎么一回事呢？

这么说吧，本来的一室户，突然建一堵墙，变成了两室户，每个房间的面积是不是就小了很多？

这在医学上叫子宫纵隔，属于最常见的子宫腔畸形，就是在宫腔的中间多出了一道隔（墙），而且这面墙的长度不一（分为完全纵隔与不全纵隔），厚度也不一样。这一面"墙壁"的存在可能使得子宫腔变狭小。比如佳佳，而从核磁结果上看，子宫就变成了一个 Y 形，左右两边的宫腔都太小了。

没有任何症状，却难怀孕

大家知道，子宫腔是受精卵着床的地方，是孕育胎儿的摇篮。这个隔的存在，可能使得子宫腔变狭小，导致胎儿生长发育的空间不够，生长到一定程度就发生胎停 / 自然流产。另外，由于隔的表面是没有内膜的，也就是没有营养支撑胎儿生长，所以如果受精卵种植在隔表面，那也是会发生自然流产的。

但是，隔的厚度每个人不一样，也有些人本身宫腔比较大，隔又很薄很短，那也是有可能正常怀孕、妊娠并足月分娩的。

子宫纵隔一般是没有临床症状的。很多不做体检、不做孕前检查的人，是发生了自然流产后，才去检查发现了子宫纵隔，所以越早检查越好。

有纵隔，一定要手术吗？

我们的建议是，术前做个核磁共振检查，评估隔的大小，以及宫腔的大小。如果看到隔比较宽厚，宫腔狭小，那么为了更好的生育结局，为了尽量减少自然流产、流产不全、清宫，做个纵隔切开也是非常值得的。更何况，现在这个手术非常微创呢！

微创到什么程度呢？多年前的手术是经腹部切开子宫，把子宫中的这一道隔切除，那术中是血淋淋的，术后恢复时间也较长，还会留下难看的瘢痕。而目前，子宫纵隔手术都是通过宫腔镜进行的，宫腔镜是通过阴道和宫颈管这一自然腔道，术后不留任何瘢痕，也是妇科最微创的手术之一。

每个纵隔都不一样，怎么切更合适呢？

切少了会有纵隔残留，切多了不仅术中出血，以后子宫底肌层薄弱，妊娠后子宫破裂的风险也会增加。

所以，以往是需要宫腹腔镜联合的，腹腔镜可起到一定程度的监护作用。

对于每一例子宫纵隔的患者，常规术前运用核磁共振检查，精确确定子宫外形、宫底形状，精准测量纵隔各个径线的大小，制定了每个人应该切除的范围。这样也避免了常规腹腔镜监护，对于患者而言，少了腹部的创伤与瘢痕，也是更为微创。

（陈丽梅）

月经紊乱细查因

陈小姐最近月经有些乱，晚来了，来了又滴滴答答不干净。陈女士在外地出差，对当地医院不熟悉，就想去药店配点止血药吃吃。陈女士跟朋友聊到这个事情，朋友赶快说："如果阴道有出血，千万不要自己吃药。前一段时间我表姐也是下面出血不干净，自己没当回事，随便吃了点止血药。结果突然有一天肚子疼，去医院检查后发现是宫外孕！"

陈小姐听从了朋友的建议，去了医院，没想到她竟真的被诊断为异位妊娠，需要紧急手术治疗。

其实，月经的出血量、持续时间或周期较以往有较大差异，我们都称之为异常子宫出血，也就是大家常说的月经紊乱、月经不调。月经紊乱的原因很多，要由专业的医生明确诊断，比较常见的原因有几种。

妊娠相关因素

很多女性不理解，怀孕不就不来月经了，怎么来月经还是怀孕呢？其实很多人早孕期间会有异常阴道流血，伴或不伴有腹痛，可能与异位妊娠、先兆流产、难免流产（不可避免流产）、稽留流产（胚胎死亡而仍稽留于子宫腔内）等有关。所以，育龄期女性月经紊乱，要先排除怀孕。

子宫结构性异常

包括息肉（有子宫内膜息肉或宫颈息肉）、子宫肌瘤、子宫腺肌病，还有一种虽然不多见但临床特别重要的疾病——子宫内膜恶性病变。以上病因的诊断除临床症状，还需要妇科最常用的超声检查。

非结构性异常

包括凝血功能障碍、排卵异常（内分泌异常），以及医源性因素（如放置宫内节育器、口服避孕药漏服、放置皮下埋植）等。

总之，偶尔一次异常出血可以先观察，但如果频繁出现，甚至还伴有异常下腹疼痛，或是绝经后异常出血等，则不能拖延，也不能自己随意用药，记得及时就医。

（陈丽梅）

子宫内膜息肉需不需要切除？
请收藏这份指南

近期，经常遇到患者前来咨询，检查发现子宫内膜息肉，这种情况严重吗？会导致不孕不育吗？可能发生癌变吗？需要通过什么样的方式进行治疗？

那么今天我们就来聊聊闹心的子宫内膜息肉。

什么是子宫内膜息肉？

子宫内膜息肉是妇科常见病，是内膜过度增生导致的，病因和发病机制至今仍不明确。现有学者认为其发病与高雌激素水平、孕激素受体减少、慢性炎症以及原癌基因表达异常等息息相关。基于目前研究，育龄期、围绝经期及绝经后人群总体患病率为7.8% ~ 34.9%，子宫内膜息肉分别占绝经前、绝经后异常子宫出血的10%~40% 和 10.1%~38.0%。

子宫内膜息肉的主要症状？

子宫内膜息肉主要症状可表现为异常子宫出血，常可表现为经期延长、经量增多、月经间期出血、性交后出血、子宫不规则出血等。绝经后女性可表现为绝经后出血，育龄期女性可合并不孕，内膜过厚，息肉等会影响受孕。如果受孕，晚期可由于占位性病变引起流产。有文献报道不孕症患者子宫内膜息肉的发病率达14.89%，而且年龄越大发病的风险增加；而行子宫内膜息肉摘除术后不孕症患者的妊娠孕率可以提高35%。

少部分患者可有腹痛、阴道流液、恶变等。

子宫内膜息肉诊断：根据病史、症状、妇科检查和阴道超声检查，可做出子宫内膜息肉的初步诊断。确诊需在宫腔镜下切除子宫内膜息肉并行组织病理学检查。其中临床初步诊断内膜息肉主要工具是阴超。据报道，阴超对诊断内膜息肉的敏感性为19%~96%，特异性为53%~100%。有时，黄体期增厚的内膜都有可能被误认为子宫内膜息肉。所以，很有可能月经结束再去做B超，发现息肉"消失了"。因此也建议大家尽量在月经第5~7天，也就是月经刚结束时内膜最薄时，再去B超，结果会更准确。

绝大多数的子宫内膜息肉是良性的，有一定复发概率。但1.7%的绝经前女性和5.4%的绝经期女性有发生恶性变的风险。子宫内膜息肉恶变的可能高危因素包括：高龄、肥胖、高血压、息肉大小（>15毫米）、使用激素替代疗法等。伴有绝经后出血的子宫内膜息肉恶变风险最高。

子宫内膜息肉该怎么处理呢？

1. 随访观察

有研究显示，6.3%~27%绝经前无症状子宫内膜息肉（直径<1厘米）可于1年内自然消退。因此，对于无症状、无恶变高危因素、息肉直径<1厘米的绝经前子宫内膜息肉患者，可观察随访。绝经后子宫内膜息肉不建议期待治疗。

2. 药物治疗

药物治疗很少单独用于治疗子宫内膜息肉，一般用于异常子宫出血患者宫腔镜检查术前，鉴别真性息肉与假性息肉，或术后预防子宫内膜息肉复发及恶变，对于存在恶变高危因素的患者，需排除息肉恶变后再行药物治疗。

3. 手术治疗

但对于有明显临床症状者如绝经后出血、伴有高危因素者、影响怀孕等均建议手术治疗。

治疗子宫内膜息肉的手术方式有多种。其中宫腔镜下子宫内膜息肉切除术是最主要的治疗方式，可以同时明确息肉的大小、位置，进行精准切除。

（顾佳士）